CLAUDIA RITTER

NATÜRLICHE STRESSKILLER

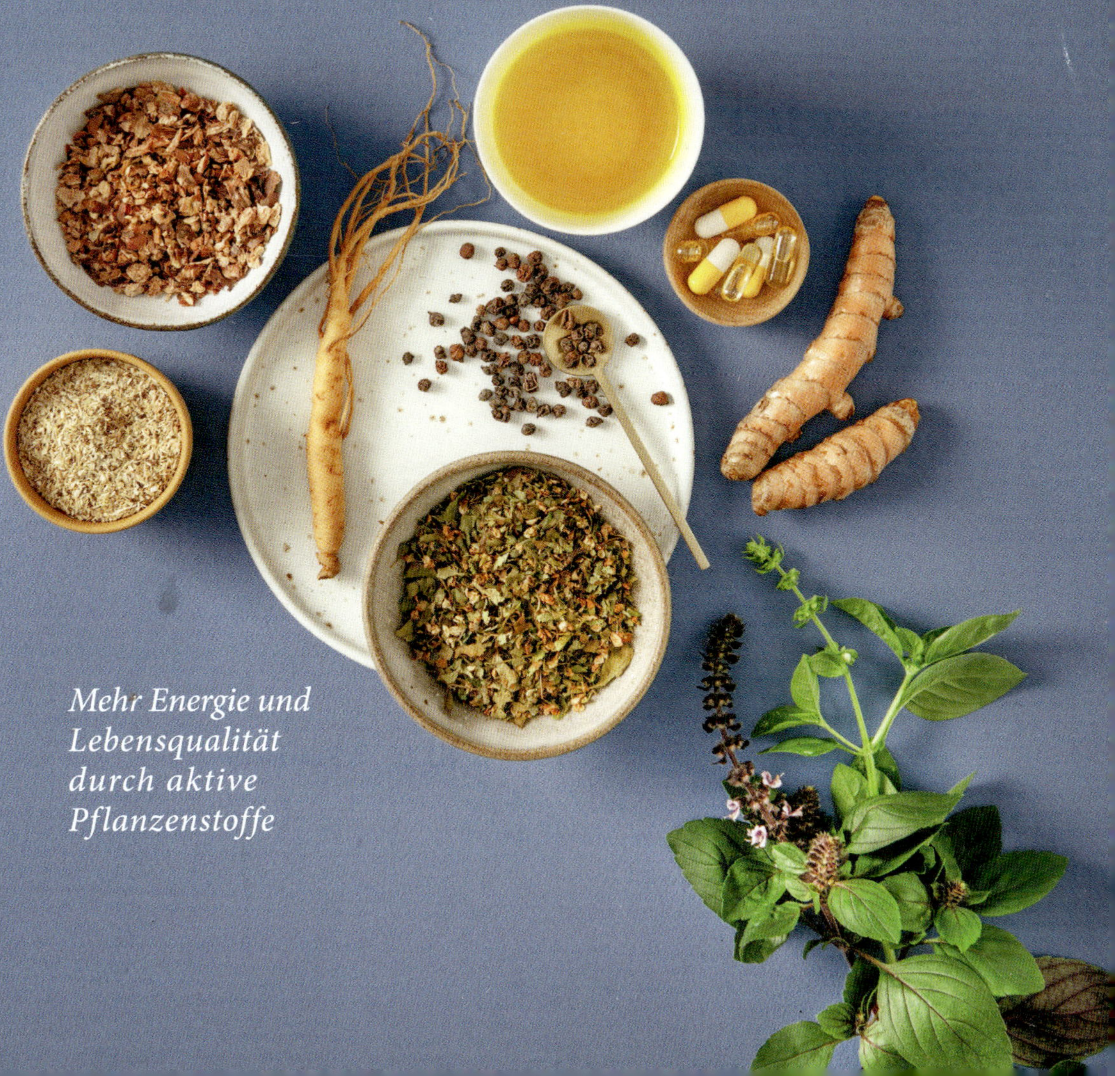

Mehr Energie und Lebensqualität durch aktive Pflanzenstoffe

THEORIE

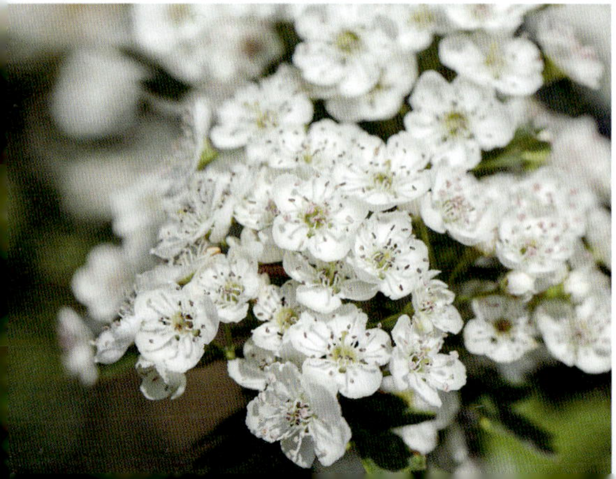

PRAXIS

SERVICE

Eine hektische Lebensweise mit Stress im Beruf oder in der Familie kann ein riesiger Energieräuber sein. Wie gut, dass die Natur Pflanzen geschaffen hat, die uns helfen, belastende Situationen zu meistern. Diese Adaptogene sind wahre Kraftpakete und führen zu mehr innerer Balance!

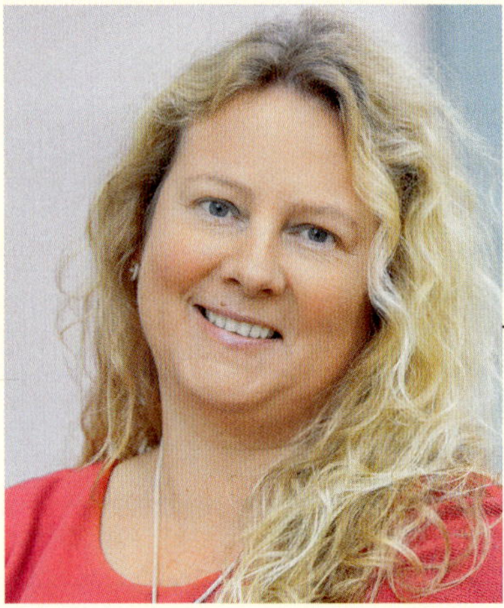

Claudia Ritter
betreibt eine Naturheilpraxis und ist Heilpraktikerin, ganzheitliche Ernährungsberaterin, Autorin, Dozentin und Mitglied der Kommission E, einer wissenschaftlichen Sachverständigenkommission für pflanzliche Arzneimittel.
Schwerpunkte ihrer Arbeit sind die Behandlung von Autoimmunerkrankungen, hormonellen Störungen sowie Krankheitsbildern, die mit einer Schwäche der Nebennieren in Verbindung gebracht werden, wie Burn-out und Erschöpfung. Dabei setzt sie vor allem auf Therapieanwendungen aus dem Pflanzenreich.
Weitere Informationen zu Claudia Ritter und ihrer Arbeit finden Sie online unter www.heilpraktikerin-ritter-claudia.de.

GELASSENHEIT GEWINNEN

Das Phänomen Stress kennt mittlerweile fast jeder. Am Arbeitsplatz, in Beziehungen, ja sogar in der Freizeit Stress zu haben, gehört heutzutage schon fast zum guten Ton. Aber wir sollten dies nicht auf die leichte Schulter nehmen: Die Weltgesundheitsorganisation (WHO) hat Stress bereits 2007 zur größten Gesundheitsgefahr des 21. Jahrhunderts erklärt.
Wenn auch Sie in der Stressfalle sitzen oder sich gefährdet sehen und es nicht gänzlich bis zum Burn-out kommen lassen wollen, kann Ihnen dieses Buch helfen. Denn neben zahlreichen Entspannungstechniken gibt es auch viele Pflanzen und Heilpilze, die sogenannten Adaptogene, die Sie gegen Alltagsstress effektiv und nebenwirkungsarm einsetzen können.
Einige dieser Pflanzen wachsen in fernen Ländern, andere direkt vor unserer Haustüre. Ihre Spezialität ist es, die Widerstandsfähigkeit des Körpers gegen Stressauslöser zu erhöhen. So können wir körperliche und geistige Anforderungen leichter meistern und gelassener durchs Leben gehen. Gleichzeitig stabilisieren sie die Nerven und das Immunsystem und lassen uns gesund und fit älter werden. Welche Pflanzen oder Pilze das sind und wie Sie diese am besten anwenden, erfahren Sie auf den folgenden Seiten.
Nehmen Sie diese Geschenke der Natur an. Denn allein die Vorstellung, dass es natürliche Helfer aus dem Pflanzenreich gibt, die Stress und Anspannungen lindern, lässt uns doch schon tief und entspannt durchatmen.

Begeistern Sie sich also mit mir an dieser einzigartigen Naturkraft, die die Medizin der Zukunft sein kann!

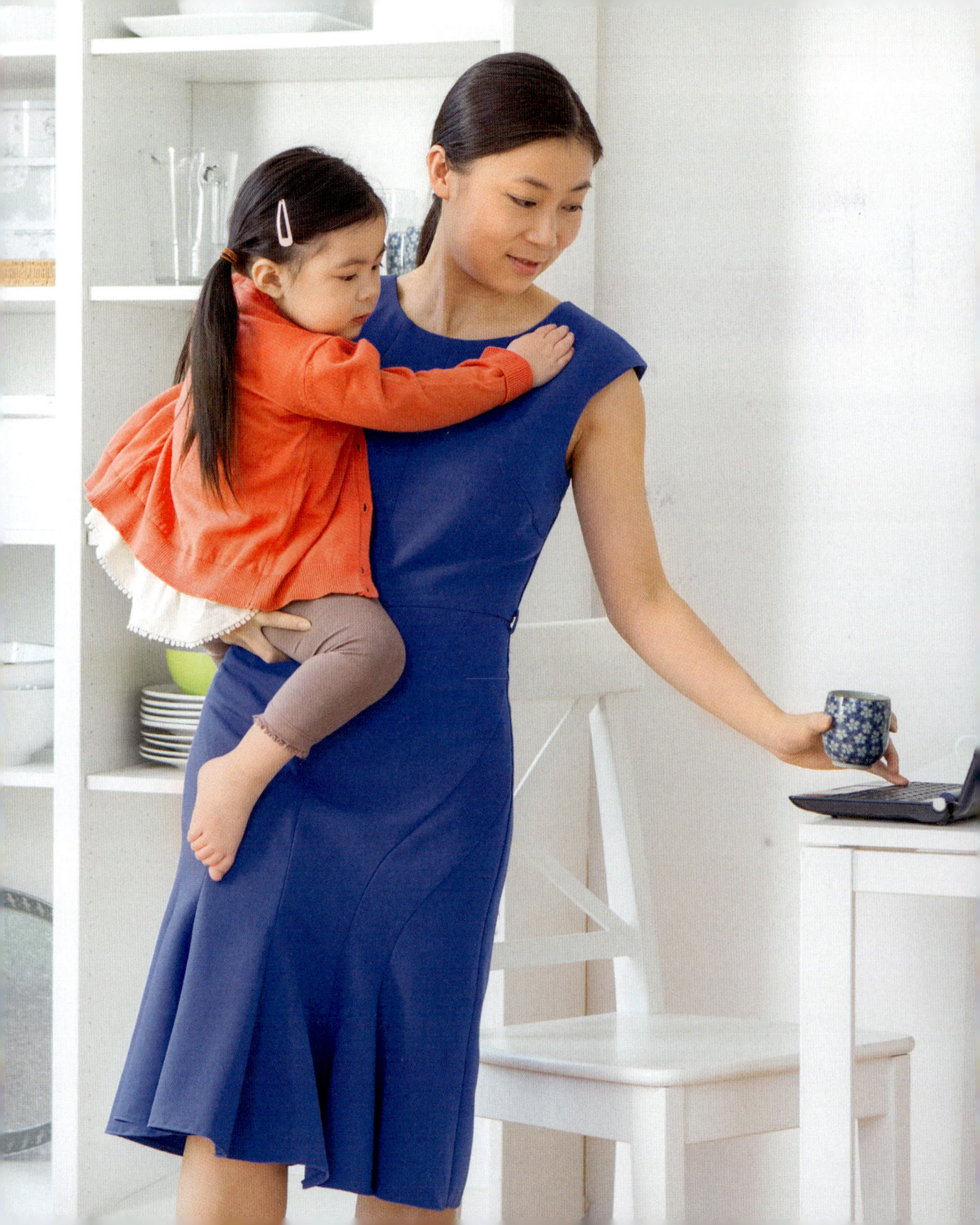

LET'S TALK ABOUT STRESS

Stress hat zahlreiche Auslöser und kann zu schwerwiegenden körperlichen und seelischen Problemen führen. Nur wenn wir die Gründe für unseren inneren Druck kennen, können wir diesem auch entgegenwirken. Pflanzliche Adaptogene helfen uns dabei.

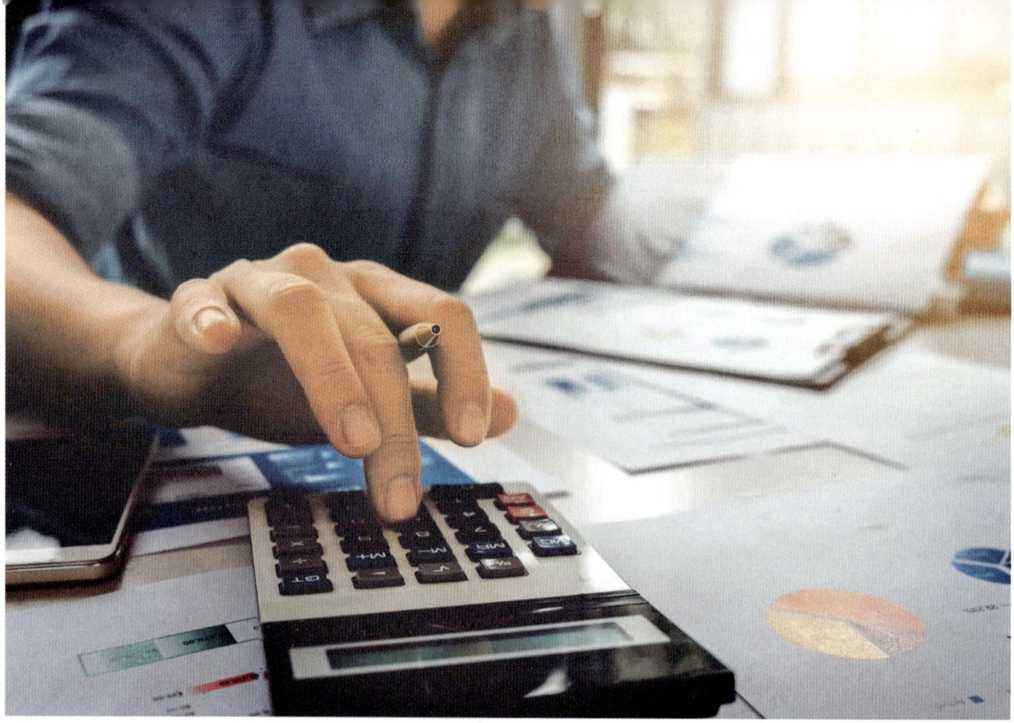

DAS STRESSGEFÜGE VERSTEHEN

Unser Körper ist darauf eingerichtet, uns so gut wie möglich vor Gefahren zu schützen. Dazu gehört auch Stress als eine natürliche Reaktion auf psychische oder körperliche Belastungen. Die durch Stress hervorgerufene erhöhte Alarmbereitschaft sicherte unseren Vorfahren oftmals das Leben. Ursächlich kommen für Stress sowohl innere als auch äußere Reize infrage. Diese sogenannten Stressoren **(siehe Seite 15)** rufen in unserem Organismus Stressantworten **(siehe Seite 9)** hervor und veranlassen ihn zu Anpassungs-(Adaptions-)Reaktionen. Während der Körper diese Effekte bei vorübergehendem Stress gut wieder ausgleichen kann, können bei Dauerstress ernsthafte gesundheitliche Probleme wie Erschöpfung oder Herz-Kreislauf-Erkrankungen **(siehe Seite 18)** entstehen.

WAS IST STRESS?

Es sind unterschiedlichste Lebenssituationen, die uns in Stress versetzen können. Ob wir ein ungewöhnliches oder unerwartetes Ereignis aber als ernsthafte Bedrohung oder lediglich als harmloses Geschehen wahrnehmen, hängt von unseren persönlichen Erfahrungen, unseren Denkmustern und unseren individuellen Bewältigungsstrategien ab.
Wenn es in solch einer Situation jedoch dazu kommt, dass das Herz schneller schlägt, der Atem sich beschleunigt, die Muskeln sich anspannen und die Pupillen sich weiten, dann ist der Körper im wahrsten Sinne sprungbereit. Gleichzeitig verlangsamt sich bei Stress die Verdauung, die Libido nimmt ab, weil für Fortpflanzung jetzt keine Zeit ist, und das logische Denken wird erschwert. Instinktive Reaktionen wie Angriff und Flucht treten dann in den Vordergrund.

Körperlicher Alarmzustand

Im Prinzip handelt es sich bei Stress um die Alarmbereitschaft des Organismus, der sich auf eine erhöhte Leistungsanforderung einstellt. Der Begriff wurde erstmals 1936 von dem ungarisch-kanadischen Mediziner Hans Selye definiert, der ihn für den Zustand einer bedrohten Homöostase (**siehe Seite 12**) verwendete, oder anders ausgedrückt für das generelle Reaktionsmuster, mit dem der Körper auf eine Situation antwortet, die als nicht zu bewältigend wahrgenommen wird. Selye, der auch Biochemiker war und sich mit den Wirkungen von Hormonen beschäftigte, gilt heute als der Vater der Stressforschung. Er unterschied zwischen positivem Stress, dem sogenannten Eustress, den Sie möglicherweise schon erlebt haben, als beispielsweise die Vorbereitungen für Ihre Hochzeitsfeier in vollem Gange waren, und dem sogenannten Disstress, der belastend empfunden wird und als schädlich wirkende Reaktion auf ein Übermaß an Anforderungen entsteht. Allgemein wird der Stressbegriff heute nur noch im letzteren Sinn benutzt.

STRESSFORMEN

Eustress (griech. *eu = positiv, stimulierend*) macht das Leben bunt und lebenswert und kann zu Höchstleistungen anspornen. Wenn Sie lieben, was Sie tun, können Sie mit Freude auch mal rund um die Uhr arbeiten. Dabei werden die Glücksbotenstoffe Serotonin und Dopamin vermehrt ausgeschüttet. Dagegen führt schädlicher Stress, sogenannter **Disstress** (griech. *dis = negativ, belastend*), zu negativen körperlichen oder auch seelischen Folgen. Hormone und Neurotransmitter wie Adrenalin, Noradrenalin und Cortisol werden in solchen Belastungssituationen vermehrt ausgeschüttet. Insgesamt führt Disstress zu einer verminderten Leistungsfähigkeit.

»Fight or flight« – das Steinzeitprogramm

Die schnelle Entscheidung, ob angesichts eines Mammuts oder Säbelzahntigers Kampf oder Flucht die klügere Wahl ist, hat bei unseren Vorfahren oft über Leben und Tod entschieden. Und auch heute noch schaltet der menschliche Körper bei Bedrohung quasi in den Automatikmodus und wir reagieren ohne lange nachzudenken. Blitzschnell müssen Entscheidungen getroffen und alle Ressourcen zur Verfügung gestellt werden. Anders als heute waren solche Situationen bei unseren Vorfahren aber meist nur von kurzer Dauer und der Körper hatte dann wieder ausreichend Zeit, sich zu regenerieren.
Aus Sicht der Evolution ist Stress deshalb ein Kurzzeit-Notfall-Programm für eine akute Bedrohung. Der Mensch ist nicht darauf ausgerichtet, Stress lang anhaltend zu ertragen.

BESORGNISERREGENDE ENTWICKLUNG

Die Krankenkassen berichten seit etwa 15 Jahren von einer deutlichen Zunahme stressbedingter Krankschreibungen. Erkrankungen wie Burn-out oder Depressionen sind mittlerweile der zweithäufigste Grund für Krankschreibungen. Vor allem ab dem 40. Lebensjahr wird es offenbar immer mehr Menschen zu viel: Während noch vor wenigen Jahrzehnten Arbeitsunfälle als Ursache für eine Frühverrentung an erster Stelle standen, sind es heutzutage psychische Erkrankungen. Männer und Frauen stehen demnach annähernd gleich häufig unter Strom.
Die Kosten, die durch psychische Erkrankungen verursacht werden, gehen in die Milliarden.

Moderner Langzeitstress – eine Gefahr für unsere Gesundheit

Heutzutage stehen wir leider viel zu oft unter einer dauerhaften Überbeanspruchung und sind damit permanent in Alarmbereitschaft. Dieser chronische Stress ist eine hohe Belastung für das Immunsystem (**siehe Seite 20**). Wer ihn als Endlosschlaufe erlebt, schädigt langfristig seine Gesundheit.
Wie viele andere physiologische Abläufe werden auch Stressreaktionen durch Hormone gesteuert. Das Hormonsystem besteht aus einem Netzwerk endokriner Drüsen und Organe. Anders als die exokrinen Drüsen, die ihre Sekrete nach außen abgeben (Beispiel Schweiß), sondern die endokrinen Drüsen des Hormonsystems ihre Stoffe direkt in die Blutbahn ab. Für die Stressreaktionen relevant sind dabei die Sekrete der Nebennieren, der Hirnanhangdrüse (Hypophyse) und des Hypothalamus, einem komplexen Gebilde in unserem Zwischenhirn. Mediziner sprechen darum von der Stressachse Hypothalamus-Hypophyse-Nebennieren (**siehe Seite 12**).

ZWEI WEGE

Es gibt zwei Stressachsen, die uns helfen, alle Reserven in unserem Körper zu mobilisieren, um Belastungen und Gefahren umfassend zu meistern (**siehe Seite 13**). Der Hypothalamus und die Hypophyse (die Schaltzentralen für Hormone in unserem Gehirn) sorgen für die Steuerung dieser Stressachsen durch die Ausschüttungen von Hormonen in die Blutbahn. Die erste Stressachse ist die schnellere von beiden und arbeitet vorwiegend auf neuronaler Basis. Sie funktioniert über den Sympathikus, einen Nervenstrang, der entlang der Wirbelsäule verläuft und eine Verbindung zu allen wichtigen Organen und Gefäßen hat. Die zweite Stressachse agiert etwas langsamer und ausschließlich auf hormoneller Basis. Wenn diese Stressachsen aktiv sind, erhöht sich der Spiegel der Stresshormone in unserem Körper. Das Problem dabei ist, dass stressbedingt anhaltend hohe Hormonspiegel die Regelkreise anderer Hormonsysteme im Körper stören, denn diese sind wie die Zahnräder eines Uhrwerks miteinander verbunden und stimulieren oder hemmen sich gegenseitig. Dies kann dann auch in anderen Bereichen zu körperlichen oder seelischen Problemen führen.

1. Stressachse

Bewertet der zuständige Teilbereich des limbischen Systems (**siehe Seite 123**) im Gehirn einen inneren oder äußeren Reiz aufgrund unserer bisherigen Lebenserfahrungen als gefährlich, wird blitzschnell eine elektrische Alarmreaktion ausgelöst. Diese »Feuermeldung« sorgt dafür, dass der körpereigene Botenstoff Noradrenalin ausgeschüttet wird. Dies bewirkt wiederum eine Aktivierung des Sympathikus, der in unserem Nervensystem dynamische Prozesse steuert. Die Information »gefährliche Situation« erreicht schließlich das Mark der Nebennieren, die ein weiteres Stresshormon, das Adrenalin, produzieren. Die sogenannte Sympathikus–Nebennieren–Achse, auch erste Stressachse genannt, ist nun in vollem Einsatz. Und jetzt passiert alles ganz schnell: Mit einer Weitstellung der Bronchien wird die Atmung aktiviert. Eine erhöhte Pulsfrequenz bringt den Kreislauf auf Hochtouren. Außerdem kommt es zu einer verstärkten Durchblutung der Skelettmuskulatur und einem erhöhten Stoffwechsel, da dem Organismus auch mehr Glukose zur Verfügung gestellt wird.

SPÜRBARE AUSWIRKUNGEN

Sie erkennen die Aktivierung dieser ersten Stressachse daran, dass Ihr Herz anfängt zu pochen, die Muskeln sich anspannen und manchmal auch Angstschweiß auf der Stirn steht. Außerdem weiten sich die Pupillen, damit im entscheidenden Moment mehr Details erkannt werden können.
Evolutionsbiologisch gesehen ist der Körper nun fluchtbereit. Ist die Gefahr wieder vorüber, endet auch die Stressaktion und der Organismus kann sich erholen.

2. Stressachse

Mit der Aktivierung der zweiten Stressachse bereitet sich der Körper darauf vor, dass die Gefahr noch länger andauert. Sie wird als Hypothalamus-Hypophysen-Nebennieren-Achse (kurz: HPA-Achse) bezeichnet und arbeitet etwas langsamer als die erste Achse. Die oberste hormonelle Instanz in unserem Körper, der Hypothalamus, erzeugt zunächst den Botenstoff Corticotropin-Releasing-Hormon (kurz CRH). Er bewirkt in der Hypophyse (Hirnanhangdrüse) die Freisetzung von ACTH (Adrenocorticotropes Hormon). Dieses gelangt mit dem Blut zur Rinde der Nebenniere und veranlasst diese, vermehrt das Stresshormon Cortisol auszuschütten. Cortisol übernimmt vielfältige Aufgaben und ermöglicht uns eine breite Anpassung an die Stresssituation.

CORTISON – CORTISOL

Manchmal werden die Begriffe Cortisol und Cortison verwechselt. Während Cortisol ein körpereigenes Hormon ist, ist Cortison (auch Glucocorticoid) ein synthetisch hergestelltes Medikament und wesentlich stärker in der Wirkung als das körpereigene Hormon. Es wird zur Unterdrückung des Immunsystems etwa bei Autoimmunerkrankungen verwendet. Bei längerer Anwendung hemmt Cortison die körpereigene Cortisolproduktion.

Es reguliert unter anderem den Blutzuckerspiegel, indem es Glukose, unseren körpereigenen Treibstoff aus Traubenzucker, freisetzt. Cortisol mobilisiert zudem Fettreserven im Körper und verbessert die Hirnfunktion. Die Aufgabe der zweiten Stressachse ist es also, den Energienachschub zu gewährleisten und damit für anhaltende Aktivität zu sorgen. Zudem verfügt sie wie die meisten hormonellen Regelkreise über ein negatives Rückkoppelungssystem. Das heißt, ein Signal zur Hemmung einer weiteren Hormonausschüttung sorgt nach Ende der Stresssituation dafür, dass sich wieder ein dynamisches Gleichgewicht – auch Homöostase genannt – einstellt.

HOMÖOSTASE

Die Fähigkeit des Körpers, sich durch innere Regelsysteme nach stressigen Zeiten oder wechselnden Umweltbedingungen wieder zu regenerieren, wird also als Homöostase (griech. *homoios = gleich und stasis = bleibender Zustand*) bezeichnet. Sie ist ein für alle Lebewesen geltendes Prinzip.
Der Begriff wird auch für weitere Vorgänge im Körper gebraucht, wie beispielsweise die Regulierung der Körpertemperatur nach Fieber oder des Blutzuckerspiegels nach einer kohlenhydratreichen Mahlzeit.
Normalerweise steuert der Hypothalamus im Gehirn diese Prozesse vorausschauend. Störungen der Homöostase führen zu Funktionsstörungen einzelner Organe oder des gesamten Organismus.

DIE STRESSACHSEN

Über die Sympathikus-Nebennieren-Achse und die Hypothalamus-Hypophysen-Nebennieren-Achse regelt unser Organismus den Umgang mit Stress von der ersten manchmal überlebenswichtigen Reaktion bis zum Einnorden des Körpers auf eine anhaltende Belastung.

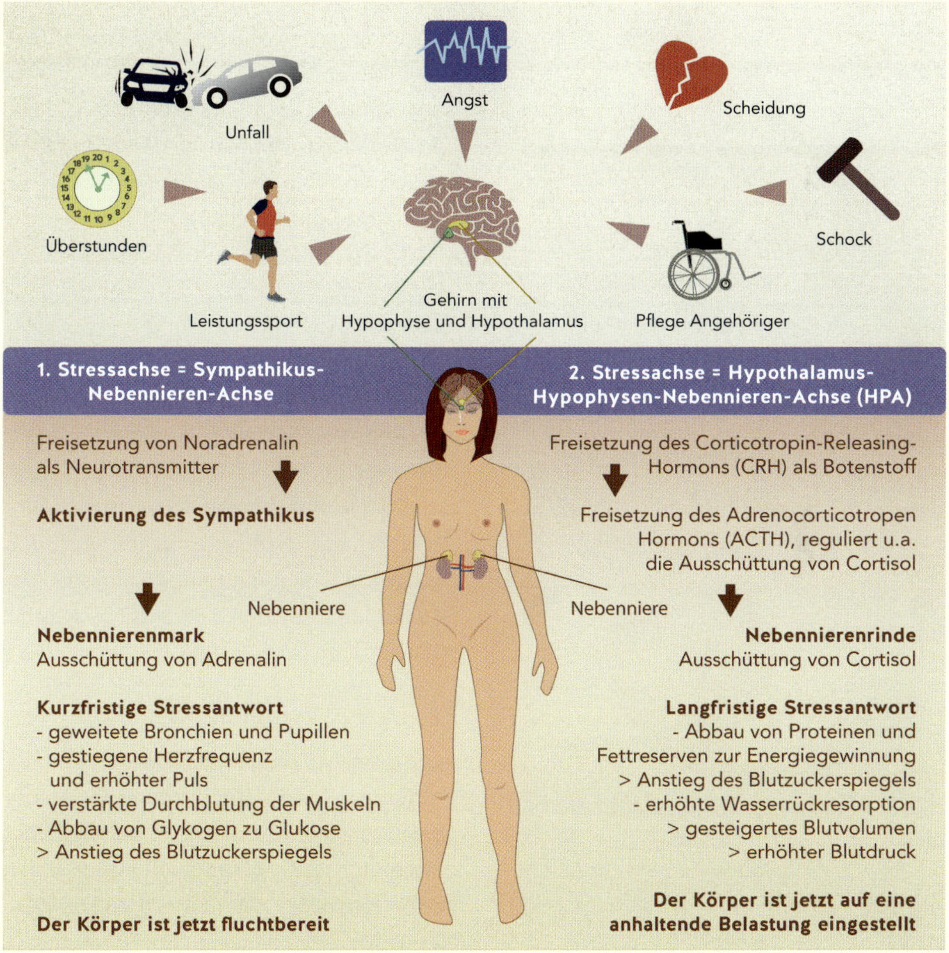

DIE PHASEN DER STRESS-REAKTION

In Zeiten hoher und länger anhaltender Belastung durchläuft der Körper mehrere Phasen. Er versucht so gut er kann, Gefahren abzuwenden, sich an die Situation anzupassen und sie möglichst zu bewältigen, ohne langfristig Schaden zu nehmen.

Höchste Alarmbereitschaft: Biochemische Botenstoffe helfen uns, im Ernstfall blitzschnell zu reagieren.

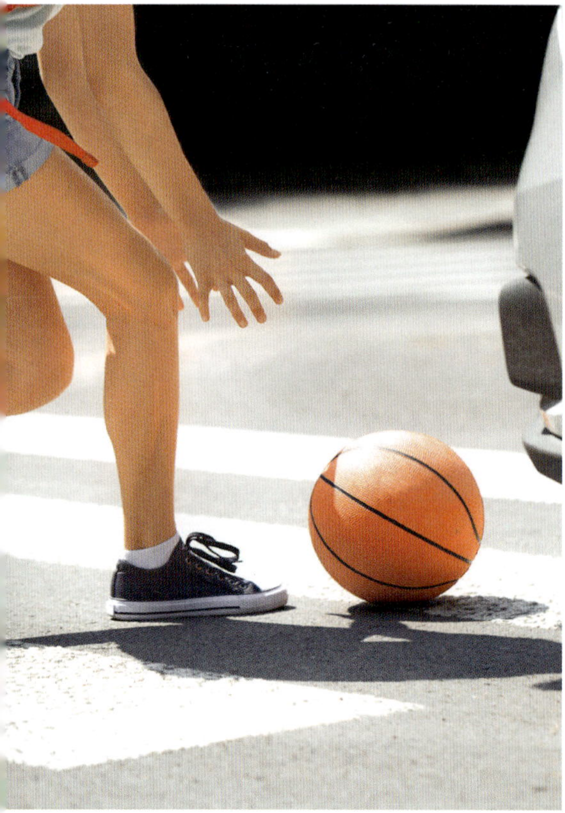

Phase 1 – Alarm

Der Körper mobilisiert Energiereserven und kommt so auf Hochtouren. Rasend schnell kann die Nebenniere in dieser Phase biochemische Botenstoffe (Stresshormone) ausschütten. Dazu gehören die sogenannten Katecholamine Adrenalin und Noradrenalin sowie das Steroidhormon Cortisol, das eine längerfristige Wirkung entfaltet **(siehe Seite 12)**. Diese bewirken, dass sich der Herzschlag beschleunigt, die Bronchien weiten und die Muskulatur aktiviert wird. Zugleich steigen der Blutdruck sowie der Blutzuckerspiegel und die Ausschüttung von Sexualhormonen sowie die Verdauungsfunktion werden zurückgefahren.

Es ist das biologische Programm, das einst für die Menschheit überlebenswichtig war, um bei Gefahr mit Flucht oder Kampf zu reagieren **(siehe Seite 10)**. Und für das Gehirn ist es einerlei, ob Sie nun von einem Säbelzahntiger verfolgt werden oder wegen eines ausscherenden Fahrzeugs auf der Autobahn schnell die Fahrspur wechseln müssen. Beide Situationen erfordern eine erhöhte Alarmbereitschaft und Sensibilität.

Phase 2 – Widerstand

Auf Phase 1 folgt eine Zeit der Anpassung (Adaptation), in der das Niveau der Stresshormone weiterhin erhöht ist. Allerdings beginnt nun eine Gegenregulation durch den Parasympathikus, den Teil des vegetativen Nervensystems, der den Organismus zurück in den Entspannungszustand bringt. Der Körper versucht nun, die ausgeschütteten Stresshormone wieder abzubauen und den Normalzustand wieder herzustellen. Allerdings ist er in dieser Zeit sehr störanfällig. Es kommt unter anderem zur Abnahme von Lymphozyten, wichtigen Immunzellen aus der Gruppe der weißen Blutkörperchen, und damit zur Schwächung des ganzen Immunsystems. Sobald der Parasympathikus aktiv ist, sinkt auch der Cortisolspiegel im Blut wieder. Dadurch können nun Entzündungsreaktionen auftreten, was beispielsweise zu Magengeschwüren führen kann. Zudem sinken die Herzfrequenz und der Blutdruck.

SPÜRBARE AUSWIRKUNGEN

Beginnende oder anhaltende Müdigkeit sind in dieser Zeit häufige Symptome. Hinzu kommen gehäufte Infekte, Schlafstörungen, Merk- und Konzentrationsstörungen. Der Körper braucht jetzt Unterstützung von außen. Pflanzliche Helfer wie die Adaptogene, die ich Ihnen ab **Seite 42** vorstelle, wirken nun besonders gut und können die Leistungs- und Widerstandsfähigkeit wieder erhöhen.

Phase 3 - Reparation, Erschöpfung

Dieses Stadium der Stressbewältigung wird auch die Phase der Erschöpfung genannt. Der Körper kapituliert, weil die Adaptation beziehungsweise die Regulationsmechanismen nicht mehr greifen. Die Nebennieren, sensible Organe, die keine große Ausdauer haben, produzieren kaum noch Stresshormone, da sie dazu mehr Nährstoffe wie B-Vitamine, Magnesium oder Vitamin C benötigen, als über die Ernährung zugeführt werden kann. Wird nun nicht aktiv von außen gegengesteuert, können sich körperliche wie auch seelische Erkrankungen manifestieren.

AUSLÖSER ERKENNEN

Stressauslöser – auch Stressoren genannt – sind innere und äußere Reize, die uns unsere Energie rauben. Seelische wie auch körperliche Umstände, die wir meist nicht kontrollieren können, spielen dabei eine Rolle. Hinzu kommen Einflüsse aus der Nahrung, der Umwelt, durch Chemie oder Mikroorganismen. Auch wenn eine möglicherweise harmlose Situation von uns als Bedrohung, Schädigung oder Herausforderung gewertet wird, entstehen Stressoren. Menschen, die sich häufiger gestresst fühlen, sollten sich fragen: Was sind meine Stressoren? Denn die stressauslösenden Reize sind individuell verschieden. Druck entsteht vor allem aufgrund seiner Bewertung durch den Menschen.

»Nicht die Dinge selbst beunruhigen die Menschen, sondern ihre Urteile und ihre Meinungen über die Dinge.«

Epiktet, Philosoph der Antike, 50–138 n. Chr.

Das persönliche Stressempfinden ist umso größer, je geringer die Bewältigungschance eingestuft wird. Meist ist Stress mit Gefühlen wie Angst, aber auch mit körperlichen Zeichen wie erhöhter Atemfrequenz, schnellem Herzschlag oder vermehrtem Schwitzen verbunden. Es ist nicht möglich, allen Stressauslösern aus dem Weg zu gehen. Eine Reflexion über die stressauslösenden Momente kann aber der erste Schritt sein, um das persönliche Stressempfinden zu verändern. Stressfaktoren ändern sich aber auch, wenn sich die Gesellschaft wandelt. Während in früheren Zeiten der Kampf um Nahrung oder die Flucht vor Raubtieren häufige Stressauslöser waren, sind es heute die Erfordernisse der modernen Welt wie etwa ständige Erreichbarkeit. Ein wesentlicher Unterschied ist zudem, dass Stress heutzutage selten vorübergehend ist, sondern bei vielen Menschen dauerhaft auftritt.

Welche Stressauslöser gibt es?

Es kann unterschieden werden zwischen Stressfaktoren, die von außen an uns herangetragen werden und die wir nur teilweise beeinflussen können, und Stressfaktoren, die in unserem Inneren entstehen. Die Übergänge sind häufig fließend.

ÄUSSERE STRESSOREN

Dabei handelt es sich um alltägliche wie auch besondere Situationen, die wir als unangenehm oder bedrohlich wahrnehmen. Eine Doppelbelastung durch Beruf und Familie, Lärm, starke Hitze, extreme Kälte, Naturgewalten (Erdbeben, Stürme, Fluten, Feuer), Verkehrsstau, lange Wartezeiten, die Pflege eines Angehörigen, Schulden, Scheidung, Kritik, Krankheiten (insbesondere chronische Entzündungen), Schmerzen oder auch körperliche Belastungen wie Leistungssport zählen dazu. Zu dieser Gruppe gehören auch biologische Stressauslöser wie Bakterien, Viren, Pilze (beispielsweise Candida, Schimmelpilze) oder auch Parasiten, Toxine in der Nahrung, im Haushalt, der Kleidung, in Möbeln, der Luft und Belastungen durch Schwermetalle. Auch spezielle berufliche Situationen wie Mobbing, isoliertes Arbeiten, negatives Betriebsklima, schlechtes Raumklima oder belastende Arbeitszeiten nehmen heutzutage einen immer größeren Stellenwert unter den Stressfaktoren ein.

INNERE STRESSOREN

Sie werden vor allem durch die eigenen Einstellungen und Bewertungen beeinflusst. Meist liegen sie in der Erziehung begründet. So können hohe Ansprüche oder Erwartungen, die wir an uns selbst stellen oder glauben, von außen wahrzunehmen, unerfüllte Sehnsüchte oder auch der Hang zu Perfektionismus zu Stress führen. In diese Gruppe gehören auch mentale Stressoren wie Über- oder Unterforderung, unklare Zielvorgaben, Leistungs-, Zeit-, Konkurrenzdruck, Trauer, Kummer, Ängste oder Ärger.

DIE TOP 10 DER STRESSAUSLÖSER

Ob Hausmann oder Managerin: Rund 80 Prozent aller Deutschen leiden eigenen Angaben zufolge unter Stress. Unser moderner Lebensstil bietet demnach nicht nur Komfort, er ist auch gespickt mit zahlreichen Stressauslösern.

1. Zeit- und Leistungsdruck im Berufsleben: Viele Arbeitnehmer stehen im Beruf »ständig unter Strom«. Trotz staatlicher Fördermodelle berichten vor allem Frauen häufig von einer Überlastung durch Beruf und Familie.

2. Konflikte: Schwelende Konflikte in der Schule, am Arbeitsplatz oder in der Familie sowie Mobbing vergiften vielen den Alltag.

3. Informationsflut, Dauererreichbarkeit, Elektrosmog: Durch den gefühlten Zwang zu ununterbrochener Erreichbarkeit verlernen wir zunehmend, uns zu entspannen.

4. Künstliches Licht: Die von Menschen geschaffene Lichtverschmutzung stört den Schlaf-Wach-Rhythmus beachtlich.

5. Verletzungen, Unfälle, Infekte, chronische Erkrankungen: Alle Angriffe auf unsere persönliche Unversehrtheit beziehungsweise Gesundheit erzeugen Stress.

6. Umweltverschmutzung: Chemische Stoffe aus der Luft, dem Boden, der Kleidung oder Möbeln kann der Körper nur ungenügend wieder ausscheiden.

7. Fast Food und Convenience-Food: Industriell gefertigte Nahrungsmittel mit künstlichen Zusätzen schwächen das Immunsystem.

8. Genussdrogen: Alkohol, Nikotin und Koffein belasten den Körper. Oft folgen auf Stress als Belohnung ein Gläschen Alkohol oder eine Zigarette, in der irrtümlichen Annahme, dies trage zur Entspannung bei.

9. Überzogene Anspruchshaltung an sich selbst: Finanzielle Sorgen und Zukunftsängste sind eine toxische Mischung, die großen Stress auslöst.

10. Familiäre Pflichten: Hausarbeit, Kindererziehung, Betreuung kranker oder älterer Angehöriger wachsen vielen über den Kopf.

Druck von allen Seiten: Fast jeder ist täglich Stressoren ausgesetzt. Sie gilt es zunächst zu enttarnen.

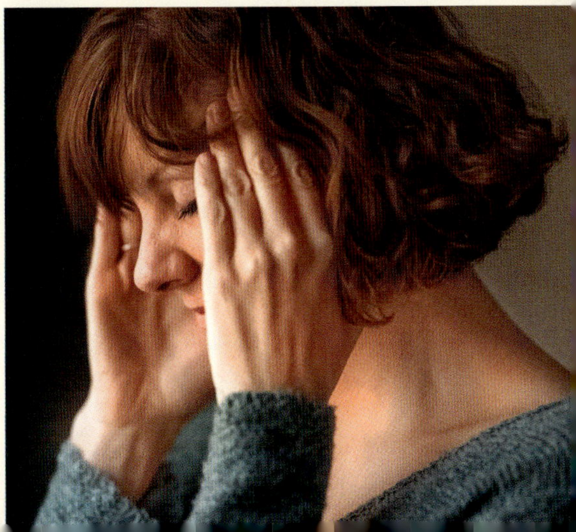

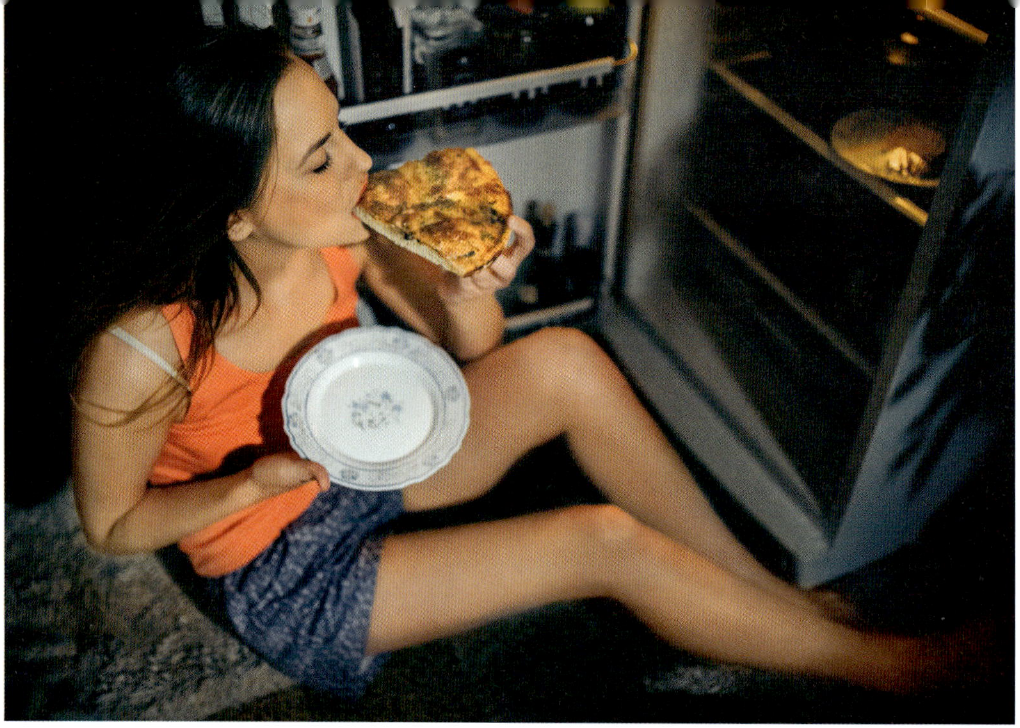

STRESSBEDINGTE ERKRANKUNGEN

Ab und zu im Stress zu sein, ist kein Problem. Es kann hin und wieder sogar hilfreich sein, unter Anspannung zu agieren. Schwierig wird es, wenn wir dauerhaft in Alarmbereitschaft sind. Die Folgen von innerem Druck und ständiger Spannung beeinflussen sowohl den Körper als auch die Psyche. Oft verstärken sich die Symptome noch gegenseitig. Stress kann Krankheiten entstehen lassen und fast alle Erkrankungen verschlimmern sich durch Stress, wenn wir nicht gegensteuern.

VIELFÄLTIGE BESCHWERDEN

Die Liste der Stressauswirkungen ist lang und individuell verschieden. Einen Überblick über die häufigsten Erkrankungen bekommen Sie auf den folgenden Seiten.

Autoimmunerkrankungen

Bei einer Autoimmunerkrankung kann das Immunsystem körpereigene Substanzen nicht von fremden unterscheiden und greift eigene Körperstrukturen an. In der Folge kommt es zu Entzündungsreaktionen, die Organe beziehungsweise Gewebe zerstören können. Die Gründe für dieses Fehlverhalten des Immunsystems sind noch nicht in vollem Umfang geklärt. Wahrscheinlich kommen verschiedene Faktoren zusammen. Im Gespräch sind eine gestörte Regulation des Immunsystems, aber auch Faktoren von außen wie Stress, Bakterien und Viren, Medikamente oder Umweltschadstoffe werden in Betracht gezogen. Beispiele für Autoimmunerkrankungen sind Hashimoto, Morbus Crohn oder Multiple Sklerose. Im Labor fallen bei Autoimmunerkrankungen neben chronischen Entzündungswerten häufig auch erhöhte Autoantikörperwerte, Nährstoffmängel und hormonelle Dysbalancen mit einer Verschiebung der Werte der Stresshormone Cortisol und DHEA (Dehydroepiandrosteron, **siehe Seite 23**) auf.

Depressionen und Ängste

Gestresste Menschen fühlen sich rasch genervt und überfordert. Sie haben das Gefühl, ihr Leben nicht mehr meistern zu können und rutschen dann leicht in eine Depression. Dabei kommt es zu Veränderungen im Verhältnis der Botenstoffe im Gehirn. Die Balance der sogenannten Neurotransmitter wie Serotonin, Dopamin, Noradrenalin, Gamma-Aminobuttersäure und auch Acetylcholin gerät aus dem Gleichgewicht. Schon kleinste Anlässe, Belastungen in der Partnerschaft oder am Arbeitsplatz können dafür dann die Ursache sein. Wissenschaftler haben zudem festgestellt, dass bei einigen depressiven wie auch ängstlichen Menschen das System der Stresshormone von Natur aus besonders aktiv ist.

Erschöpfung und Burn-out

Vorübergehende körperliche Schwäche, Müdigkeit und Antriebslosigkeit nach anstrengenden Phasen im Beruf oder Privatleben kennen wir alle. Werden die Zeiten wieder ruhiger, kommt auch die Kraft zurück. Ursache einer dauerhaften Erschöpfung können hingegen Grunderkrankungen sein, darunter auch Stress, da dieser langfristig zu einer Erschöpfung der Nebennieren beiträgt. Diese produzieren dann unregelmäßig oder dauerhaft zu wenig Cortisol, was verschiedene negative Folgen wie etwa Konzentrationsschwäche (**siehe Seite 95**) nach sich zieht und so dazu führt, dass der normale Alltag nicht mehr bewältigt werden kann. Nicht selten gesellt sich dazu eine Erschöpfungsdepression, also eine psychische Reaktion auf die körperliche Erschöpfung. Vor allem überdurchschnittlich engagierte Menschen überschreiten häufig ihre eigenen Leistungsgrenzen und ermüden auf diese Weise vollständig. Die Folge ist im Extremfall das sogenannte Burn-out-Syndrom, ein Zustand tiefer körperlicher und psychischer Erschöpfung.

Gedächtnislücken

Stress beeinflusst auch die Erinnerung: Im Gehirn kann ein dauerhaft hoher Cortisolspiegel den Hippocampus, ein zum limbischen System gehörender Teil des Gehirns, der vor allem für Gedächtnis und Lernen zuständig ist, derart schädigen, dass die Denkleistung nachlässt und Konzentrationsstörungen die Folge sind. Studien zeigen zudem einen Zusammenhang zwischen Stress und Demenz sowie Alzheimer.

Herz-Kreislauf-Erkrankungen

Anhaltender Stress gilt als Risikofaktor für Herzinfarkt oder Schlaganfall. Studien zufolge leiden Dauergestresste etwa doppelt so häufig unter Herz-Kreislauf-Erkrankungen wie wenig Gestresste. Denn Stress löst Umbauprozesse in den Gefäßwänden aus, die die Adern versteifen lassen und zu erhöhtem Blutdruck führen. In der Folge muss das Herz gegen den Widerstand anpumpen, die Herzleistung steigt an und der Herzmuskel benötigt mehr Sauerstoff. Auf Dauer kann dies zu einer Vergrößerung des Herzmuskels und zu Herzschwäche führen. Vor allem leicht erregbare, aufbrausende und nervöse Menschen haben häufig auch Probleme mit dem Herz-Kreislauf-System.

Infekte, schwaches Immunsystem

Stress kann unsere Immunabwehr stark beeinflussen. Das Immunsystem ist komplex aufgebaut und besteht vereinfacht gesagt aus »Generalisten« (zum Beispiel Killerzellen, Makrophagen) und »Spezialisten« (zum Beispiel T-Lymphozyten). Diese verschiedenen Zellen sind in der Lage, Eindringlinge wie Viren, Bakterien, Parasiten oder auch körpereigene veränderte Zellen dauerhaft zu eliminieren. Bei Dauerstress wird aber die komplette Abwehrkraft gedrosselt, weil die Energie anderweitig gebraucht wird. T-Lymphozyten (weiße Blutzellen), natürliche Killerzellen und Makrophagen (Fresszellen) teilen sich langsamer und schwächen dadurch die Immunabwehr. In der Folge kommen beispielsweise Herpes-Bläschen bei Stress häufiger zum Vorschein als in Zeiten der Ruhe und Entspannung. Infekte häufen sich und Menschen mit Autoimmunerkrankungen, deren Immunsystem sich gegen körpereigene Strukturen richtet, haben dann in stressigen Zeiten häufiger mit Krankheitsschüben zu kämpfen.

Kopfschmerzen

Stress scheint auch einer der häufigsten Auslöser von Kopfschmerzen zu sein. Das hormonelle Durcheinander, das der Stress im Körper verursacht, ist dabei ein bedeutender Faktor. So gilt ein schwankender Cortisolspiegel unter Medizinern als hauptverdächtiger Urheber von Kopfschmerzen.
Zudem werden bei Stress die Katecholamine Adrenalin und Noradrenalin vermehrt ausgeschüttet, was zu einer Verengung der Blutgefäße führt. Und auch dies ist eine mögliche Ursache für Kopfschmerzen.

Libidomangel

Während positiver Eustress **(siehe Seite 9)** oft wie ein Aphrodisiakum wirkt, kann bei negativem Stress (Disstress) die Libido auf der Strecke bleiben. Weil der Spiegel von Testosteron und anderen Geschlechtshormonen sinkt, kommt es bei jüngeren wie auch älteren Menschen durch Dauerstress häufig zu sexueller Unlust oder sexuellem Unvermögen. In Zeiten von erhöhter Anspannung und beruflichem Überlebenskampf sind Lust, Entspannung und Fortpflanzung eben nicht gefragt.

Muskelschmerzen

Von den mehr als 600 Muskeln in unserem Körper kann jeder einzelne schmerzen. In der Fachsprache wird dann von einer Myalgie gesprochen. Meist fühlt sich der Schmerz drückend, dumpf oder ziehend an.
Fehlhaltungen und falsche Bewegung kommen ursächlich ebenso infrage wie seelische Probleme oder Stress. Durch Stress erhöht sich die Körperspannung. Eine dauerhafte Anspannung der Muskulatur führt zu schlechter Durchblutung und zu weniger Nährstoffaufnahme. Dadurch wird unsere Muskulatur schmerzempfindlicher und es können Dauerschmerzen entstehen. Häufig zeigen sich diese im Rücken, im Nacken oder in den Schultern. Auch das Fibromyalgie-Syndrom, eine chronische Erkrankung des Muskel- und Bindegewebes mit Schmerzen in nahezu allen Körperregionen, wird von einigen Experten als eine Stressfolgeerkrankung angesehen.

Magen- und Darmbeschwerden

Das genetisch in uns angelegte Kampf- oder Flucht-Programm **(siehe Seite 10)** kann dazu führen, dass Verdauungsprozesse nicht mehr richtig ablaufen können. Und so entstehen bei Hektik und Stress häufig Bauchschmerzen, Durchfall oder Verstopfung.
Während akuter Stress oft Durchfall auslöst, kann Dauerstress die Darmbewegungen reduzieren, wodurch Verstopfungen begünstigt werden. In beiden Fällen kann dadurch die Darmflora aus dem Gleichgewicht geraten. Oft kommt es zu vermehrter Gasbildung und damit auch zu Bauchschmerzen.
Besonders anfällig für Beschwerden im Magen-Darm-Bereich sind Menschen, die ein eher ruhiges Wesen haben und den Ärger und Stress im wahrsten Sinne »hinunterschlucken«. Im Extremfall kann das zur Entstehung von Magen-Darm-Geschwüren führen.

Ohrenprobleme

Stress kann die Ohren empfindlich stören und unter anderem einen Tinnitus, die Wahrnehmung unangenehmer Ohrgeräusche, verursachen. Betroffene berichten von Summen, Klingeln, Knacken, Rauschen oder Pfeifen in einem oder beiden Ohren.
Weitaus bedrohlicher ist jedoch ein sogenannter Hörsturz mit einem einseitigen Hörverlust, der eine sofortige ärztliche Behandlung erfordert. Sowohl bei Tinnitus als auch bei einem Hörsturz führt der stressbedingt erhöhte Cortisolspiegel unter anderem dazu,

dass sich die Blutgefäße verengen. Besonders betroffen sind die kleinen Blutgefäße der Ohren, die sogenannten Kapillaren. Ihre Verengung kann im Innenohr bis hin zu einem Gefäßverschluss gehen.

Stoffwechselstörungen

Cortisol und andere Stresshormone aktivieren den Stoffwechsel. Um für den Notfall ausreichende Reserven zu haben, lagert der Körper über den Stoffwechsel vermehrt Energie in Form von Fett ein. Daher kommt es in stressigen Zeiten oft zu Heißhunger auf Fast Food oder Schokolade und in der Folge zu einer Gewichtszunahme. Die Nebennierenfunktion ist zudem auch mit anderen Hormonen und Hormondrüsen verbunden. Dauerstress verringert ebenso die Wirkung von Insulin, das für die Zuckeraufnahme in den Zellen zuständig ist. Die Bauchspeicheldrüse versucht dann vermehrt Insulin zu bilden, was ihr auf Dauer jedoch nicht gelingt. Dadurch werden die Weichen für eine Diabetes-Erkrankung gestellt, beziehungsweise kann sich eine bereits bestehende Diabeteserkrankung weiter verschlechtern.

Schlafstörungen

Wenn ihnen alles zu viel wird, wälzen sich viele nachts in den Kissen hin und her. Ursache kann anhaltender Stress sein, denn schließlich soll das Stresshormon Cortisol Energie liefern und aktiv machen. Zudem ist Cortisol ein Gegenspieler des »Schlafhormons« Melatonin, das uns in die Welt der Träume gleiten lässt, wie auch des »Glückshormons« Serotonin. Durch den Mangel beider Hormone wird der Schlaf-Wach-Rhythmus empfindlich gestört, was wiederum zu Stress führt.

STRESS IST MESSBAR

Wenn Sie ständig unter Stress stehen, zeigt sich dies irgendwann am Zustand Ihrer Nebennieren, die durch ständige Überbeanspruchung ermüden. Sie sind quasi unser »Stressorgan« und können bei einer Erschöpfung nicht mehr genug Cortisol bilden (**siehe Seite 12**). Doch bevor der Cortisolwert in den Keller fällt, zeigen sich zunächst erhöhte Werte. Damit versucht das Organ selbst gegenzusteuern (**Widerstandsphase, Seite 14**).
Das stressbedingte Krankheitsbild Nebennierenrindenschwäche ist erst seit wenigen Jahren bekannt und wird durch die Vielfältigkeit der Symptome (zum Beispiel Schlafstörungen, Tagesmüdigkeit, Infektanfälligkeit oder nachlassende Konzentration) oft übersehen. Durch Tests lassen sich jedoch hinweisgebende Hormonstörungen feststellen. Grundsätzlich ist eine Untersuchung des Bluts oder des Speichels möglich.

Vorteile des Speicheltests

Bluttests sind meist so konzipiert, dass nur besonders schwere Mängel diagnostiziert werden können, da nur die an Proteine gebundenen Hormone gemessen werden. Ein

Speicheltest bietet den Vorteil, dass nur die freien zirkulierenden Hormone – das sind jene Hormone, die aktiv sind – bestimmt werden können. Durch den Test der Cortisol- und DHEA-Werte **(siehe Kasten)** kann die Funktionsfähigkeit der Nebennieren geprüft werden. Da es bei den Cortisolwerten tageszeitliche Schwankungen gibt, sollten Sie ein Tagesprofil (8.00/14.00/20.00 Uhr) mit drei Werten erstellen lassen.

Sie können den Speicheltest auch bei einem Labor **(siehe Seite 124)** bestellen und selbst durchführen. Die Analyse (DHEA und 3 Cortisolmessungen) kostet je nach Labor rund 100 Euro. Die Labore stellen die Werte meist in einem dreifarbigen Balkendiagramm dar. So kann auch der Laie mit einem Blick feststellen, ob seine Werte im grünen = normalen, gelben = grenzwertigen oder roten = pathologischen Bereich liegen.

Interaktion der Hormone

Unsere Hormone bilden ein komplexes System. Bildlich dargestellt sind alle Hormondrüsen wie Zahnräder miteinander verbunden. Und unser Wohlfühlen hängt von einem ausbalancierten System ab.

Deshalb macht es gegebenenfalls Sinn, neben Cortisol und DHEA beim Arzt oder Heilpraktiker weitere Werte bestimmen zu lassen. So kann ein Cortisolmangel auch mit einem Mangel an Schilddrüsenhormonen einhergehen. Eine Schilddrüsenunterfunktion entwickelt sich deshalb häufig als Anpassung des Körpers an die Nebennierenschwäche. Stress vermindert außerdem auch die Produktion des Sexualhormons Progesteron, da bei erhöhter Anspannung ein Teil davon im Körper zu Cortisol umgewandelt wird. Das wiederum führt zu einem Ungleichgewicht von Progesteron und Östradiol. In der Folge kommt es zu einer Östrogendominanz, was sich unter anderem durch Schlafstörungen, Stimmungsschwankungen, Zysten oder Menstruationsstörungen zeigen kann.

Sie merken, es handelt sich um komplexe Zusammenhänge. Denn obendrein wird durch Stress auch die Bildung der Neurotransmitter (Adrenalin, Noradrenalin) beeinflusst. Diese lassen sich im Morgenurin testen. Bei chronischem Stress sind die Werte deutlich erhöht, während sie bei einem bereits bestehenden Burn-out deutlich erniedrigt sind.

WAS IST DHEA?

DHEA ist die Abkürzung für Dehydroepiandrosteron und wird zum Großteil in den Nebennierenrinden gebildet. Es ist ein Cortisol-Gegenspieler und auch ein bedeutender Vorläufer weiblicher und männlicher Geschlechtshormone. Aus ihm werden Testosteron und Östrogene gebildet. Mit fortschreitendem Alter sinkt die DHEA-Produktion, weshalb es auch als Ani-Aging-Hormon bezeichnet wird.

STRESS BEI FRAUEN: GESCHLECHTS-HORMONE MISCHEN MIT

Während bei Männern der Hauptgrund für Stress die Arbeit ist, nennen Frauen die wirtschaftliche Lage, die Anforderungen in der Familie und generell Zeitmangel als häufigste Stressursachen.

Generell sind Frauen etwas empfänglicher für Stress als Männer, was vermutlich mit dem Evolutionsprogramm zu tun hat. Sie wittern bedrohliche Situationen schon sehr früh: Konnten sie sich einst in einer andauernden Gefahrensituation nicht angemessen um den Nachwuchs kümmern, stand das Leben ihrer Kinder auf dem Spiel. Folgende Stresssymptome stehen bei Frauen im Vordergrund:

- Schlaflosigkeit
- Gewichtszu- oder -abnahme
- Stimmungsschwankungen
- ein geschwächtes Immunsystem
- reduziertes sexuelles Verlangen
- verminderte Fruchtbarkeit

ÖSTROGENE UND PROGESTERON

Im weiblichen Zyklus sind Östrogene und Progesteron die dominanten Hormone. Und auch diese mischen, wie wir gesehen haben, bei der Stressverarbeitung mit.
Durch Stress steigt zunächst der Cortisolspiegel, gleichzeitig vermindert das Cortisol die Bildung anderer Hormone wie die der Östrogene und Progesteron. Das führt bei Frauen unter Umständen zum Ausfall des Eisprungs und in der Folge zu weniger sexuellem Verlangen und verminderter Fruchtbarkeit.
Progesteron ist per se das »Relaxing-Hormon« und wird in der zweiten Zyklushälfte vermehrt gebildet. Es hat einen erheblichen Einfluss auf die Psyche und wirkt entspannend, angstlösend sowie schlaffördernd. Wehe also, wenn die Produktion von Progesteron nachlässt.

DIE TAGE VOR DEN TAGEN

Ein zu niedriger Progesteronspiegel wirkt sich dann vor allem an den »Tagen vor den Tagen« aus. Das prämenstruelle Syndrom (PMS) ist nichts anderes als das Zusammenspiel eines hormonellen Ungleichgewichts mit Stress. Neben körperlichen Symptomen wie Wassereinlagerungen kommt es zu Reizbarkeit und Stimmungsschwankungen. Reishi (**siehe Seite 56**) und Cordyceps (**siehe Seite 45**), zwei adaptogene Pilze, regulieren die Geschlechtshormone, denn Testosteron, Progesteron und Östrogene interagieren mit der 2. Stressachse (HPA-Achse, **siehe Seite 12**).

STRESS BEI KINDERN: ANHALTENDER DRUCK HINTERLÄSST SPUREN

Die Folgen von Stress zeigen sich auch bei Kindern und Teenagern. Eine schwere Klassenarbeit zwischendurch wird meist gut überstanden, problematisch ist dauerhafter Stress.

Montags Klavierunterricht, dienstags Ballett oder Fußball, nächste Woche ein Kindergeburtstag und eine Mathearbeit, in den Ferien ein Kunstprojekt und jeden Tag Hausaufgaben – manche Kinder haben einen Terminkalender, der mit dem eines Managers vergleichbar ist. Die Folgen bleiben nicht aus …

JEDES KIND REAGIERT ANDERS

Stresssymptome zeigen sich bei Kindern wie bei Erwachsenen auf der körperlichen und auf der seelischen Ebene. Wenn folgende Symptome dauerhaft oder gebündelt auftreten, sollten Eltern genauer hinsehen:
Viele Kinder klagen über Kopf- und Bauchschmerzen oder schlafen schlecht, andere werden lust- und antriebslos und ziehen sich zurück, können sich schlecht konzentrieren oder haben einfach keinen Appetit. Ein kleinerer Teil von etwa 20 Prozent reagiert mit Reizbarkeit, Aggression und Unruhe. Manche fallen in der Schule durch hyperkinetische Störungen (Zappelphilipp-Syndrom, heute Aufmerksamkeitsdefizitsyndrom, **siehe Seite 96**, genannt) auf. Diejenigen, die es schwer trifft, reagieren gar mit Bettnässen, Tics oder Stottern. Die pflanzlichen Helfer, die ich Ihnen ab **Seite 42** vorstelle, können auch bei Kindern zu einer Verbesserung der Stressresistenz unterstützend eingesetzt werden. Besonders mild stimulierende Pflanzen wie Schisandra, Goji-Beeren oder Weißdorn sind gute Anti-Stress-Mittel für Kinder.

Das ist doch zum Ausrasten: Gerade Kindern fällt es oft schwer, Stress zu erkennen und damit umzugehen.

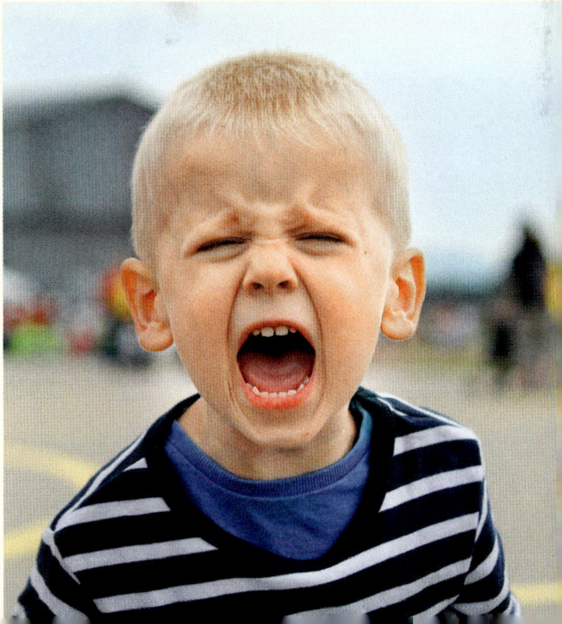

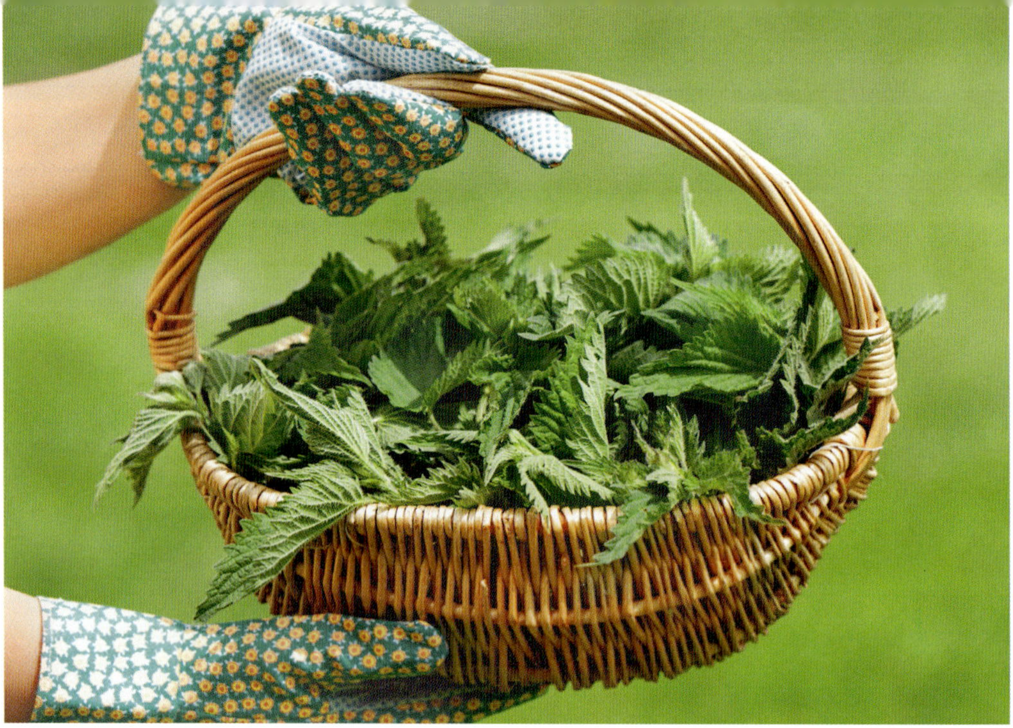

ADAPTOGENE – RETTER IN DER NOT

Viele der Krankheiten, die wir heute kennen, basieren auf Überlastung. Aus der Evolutionsbiologie ist uns jedoch bekannt, dass nicht der Stärkste, sondern der insgesamt Anpassungsfähigste überlebt. »Survival of the fittest« – dieses Programm greift für alle, die optimal mit veränderten Bedingungen beziehungsweise Umweltstress umgehen können. Denn solange wir im »fight or flight«-Modus festhängen, verbraucht der Körper wichtige Energiereserven. Hier können Adaptogene die Lösung sein, also Pflanzen und Pilze, die den Menschen helfen, sich besser an Stresssituationen anzupassen. Einige können Sie in Ihren täglichen Speiseplan integrieren, von anderen können Sie sich einen Tee, eine Tinktur oder ein Elixier zubereiten oder sie auch in Kapselform einnehmen.

WAS SIND ADAPTOGENE?

Adaptogene sind Pflanzen oder Pilze mit revitalisierenden oder stärkenden Eigenschaften. Der Begriff kommt vom lateinischen *adaptare = anpassen, verändern*.
Der Körper soll sich mithilfe dieser Pflanzen an Stresssituationen anpassen, also adaptiert werden. Dabei ist es das Zusammenspiel der speziellen Inhaltsstoffe dieser Pflanzen oder Pilze (**siehe Seite 34**), das dazu beiträgt, unsere Widerstandsfähigkeit gegenüber inneren und äußeren Stressauslösern (**siehe Seite 16**) zu erhöhen und unser körperliches wie seelisches inneres Gleichgewicht zu erhalten oder wiederherzustellen. In Stress auslösenden Situationen spenden Adaptogene uns zusätzliche Energie, sodass körpereigenen Zellen weniger Energie entzogen werden muss.

Unterstützung für jede Lebenssituation

Egal, ob Sie Ihr Arbeitspensum kaum mehr bewältigen können, sich privat in einer stressigen Lebensphase befinden, für einen Marathon trainieren oder ob eine Prüfung ansteht – Adaptogene werden Ihrem Körper helfen, den Stress zu kompensieren.
Durch die pflanzliche Unterstützung werden die Stressreaktionen in der Widerstandsphase (**siehe Seite 14**) reduziert und die Erschöpfungsphase (**siehe Seite 15**) wird hinausgezögert. Zusätzlich bieten Adaptogene in der Phase der Regeneration einen zusätzlichen Schutz gegen Langzeitstress.

Adaptogenforschung

Der russische Wissenschaftler Nicolai V. Lazarev gebrauchte erstmals den Begriff Adaptogen, als er Ende der 1940er-Jahre einen unerwarteten Effekt der synthetischen Substanz Dibazol entdeckte, die gefäßerweiternd wirkt, ohne nachteilige Nebenwirkungen hervorzurufen. Der Pharmakologe vermutete, dass es weitere Substanzen gibt, die den Körper insgesamt widerstandsfähiger machen, und fand heraus, dass bestimmte Pflanzeninhaltsstoffe dabei helfen, die Belastungs- und Stressresistenz des Körpers zu erhöhen.
In der Folge arbeiteten vor allem russische Biologen und Ärzte an der Erforschung von Adaptogenen, zunächst vorrangig, um die Leistungen von Elitesoldaten, Astronauten, Politikern und Schachspielern zu steigern. Seither steigt die Zahl der Publikationen zu diesem Thema stetig an. Die wissenschaftliche Datenbank pubmed listete zu Beginn des Jahres 2020 rund 400 Einträge zum Thema Adaptogene (adaptogenics).

FLY ME TO THE MOON …

Geistig und körperlich stark belastete Menschen profitieren von der Rosenwurz (**siehe Seite 57**). So wundert es auch nicht, dass russische Kosmonauten auf die Eigenschaften der Pflanze setzen, um sich an die Extremsituationen bei Weltraumflügen besser anpassen zu können.

PFLANZLICHE GENERALISTEN – RUNDUMSCHUTZ FÜR DIE GESUNDHEIT

Adaptogen wirkende Pflanzen helfen, die schädigenden Auswirkungen von Stress auf alle Organe zu minimieren. Sie balancieren das Hormon- und Immunsystem aus und stärken die körpereigenen Schutzmechanismen.

Die Europäische Arzneimittelagentur (EMA, European Medicines Agency), die für die Bewertung von Arzneimitteln in der Europäischen Union zuständig ist, diskutiert noch, ob Adaptogene als eine eigene Kategorie natürlicher Substanzen eingestuft werden können. Momentan werden sie den traditionellen pflanzlichen Arzneimitteln zugeordnet. Nur die Rosenwurz (**siehe Seite 57**), Echter Ginseng (**siehe Seite 47**), Schisandra (**siehe Seite 59**) und die Taigawurzel (**siehe Seite 46**) genügen derzeit den Anforderungen der EMA zur Einstufung als Adaptogen. Diese ursprüngliche Festlegung ist angesichts der neuesten Forschungslage jedoch nicht mehr zeitgemäß und bedarf einer Reform. Denn es gibt weitaus mehr Pflanzen mit adaptogenen Eigenschaften.

Pflanzliche Stresskiller zeichnen sich durch folgende Merkmale aus:

- Sie sind selbst bei hoch dosierter Einnahme über einen langen Zeitraum nahezu unschädlich.
- Sie haben keine signifikanten Nebenwirkungen oder Gegenanzeigen.
- Die pharmakologischen Eigenschaften der Adaptogene sind eher unspezifisch, da sie die Widerstandskraft des Organismus gegen ein breites Spektrum nachteiliger biologischer, chemischer und physikalischer Faktoren erhöhen. Die Vorstellung der Pharmakologie »ein Medikament hilft gegen ein Symptom« oder »ein Medikament hilft bei einer Krankheit« gilt also nicht für Adaptogene.
- Sie wirken regulierend auf Körper, Geist und Seele und sorgen so für die Wiederherstellung der Balance im überlasteten Organismus. Unter anderem haben Adaptogene eine normalisierende Wirkung auf den Stoffwechsel.
- Die Wirkung von Adaptogenen ist umso ausgeprägter, je tiefgreifender die pathologischen Veränderungen im Organismus sind. Bei normaler oder minimal veränderter Körperfunktion kommt es kaum zu adaptogenen Effekten. Darin zeigt sich die sogenannte Pflanzenintelligenz dieser Heilpflanzen: Sie wirken nur dann, wenn krankhafte Zustände vorherrschen.

Altes Wissen

Schaut man in Kräuterbücher, gibt es bereits in ganz alten Schriften Hinweise auf Pflanzen, die die Reaktion des Körpers auf emotionalen und körperlichen Stress verbessern, während sie gleichzeitig mehr Energie spenden, die Ausdauer erhöhen, einen erholsamen Schlaf fördern und geistige Klarheit bewirken.
Vor allem in der ayurvedischen Heilkunst und in der Traditionellen Chinesischen Medizin (TCM) bedienen sich seit Jahrhunderten Ärzte, Heiler und Kräuterkundige solcher Pflanzen und deren Extrakten, um die menschliche Leistungsfähigkeit zu steigern.
Auch die indigenen Völker Nordamerikas kennen seit Urzeiten die Vorzüge des Amerikanischen Ginsengs. Im Hochland von Tibet beobachteten Anwohner, dass Tiere, die den Schlauchpilz Cordyceps **(siehe Seite 45)** fraßen, lange fruchtbar blieben und ein hohes Lebensalter erreichten. Nordische Seefahrer nutzen seit Jahrhunderten die Rosenwurz **(siehe Seite 57)**, um im rauen und kalten Klima ausdauernd und resistent gegen Krankheiten zu sein. Und in Schweden und Sibirien kennt noch heute fast jede Hausfrau ein von Generation zu Generation weitergegebenes Rosenwurzrezept zur Steigerung der allgemeinen Leistungsfähigkeit.
Diese Erkenntnisse alter Heilkundiger und Ureinwohner verschiedener Kontinente sind universell gültig. Inzwischen werden sie auch zunehmend durch wissenschaftliche Studien in aller Welt bestätigt.

UNTERSCHIED ZU STIMULANZIEN

Im Gegensatz zu Stimulanzien wie Kaffee, Nikotin oder Guarana haben Adaptogene kein Abhängigkeitspotenzial und bei richtiger Dosierung auch keine unerwünschten Nebenwirkungen. Zwar erhöhen auch Stimulanzien kurzzeitig die Leistungsfähigkeit, jedoch folgt danach fast immer ein Leistungseinbruch. Diese Gefahr ist bei Adaptogenen nicht gegeben, denn durch sie kommt der Körper wieder ins Gleichgewicht, hat neue Energie und braucht keine Erholungsphase. Auch die körperlichen Nebenwirkungen einiger Stimulanzien, wie Herzrasen oder Schweißausbrüche, sind bei Adaptogenen nicht zu erwarten.

WO WACHSEN ADAPTOGENE?

Pflanzen im Allgemeinen und Adaptogene im Besonderen müssen sich, um zu überleben, ständig an wechselnde Umweltbedingungen anpassen. Denn viele der Adaptogene wachsen in extremen Klimazonen und unter extremen Wetterbedingungen. Trockene Zonen und Wüsten mit starker Sonneneinstrahlung, Kältegebiete, Orte mit großen Temperaturschwankungen oder extreme Höhen in Bergregionen sind die natürlichen Lebensräume dieser speziellen Pflanzen oder Pilze.

Anders als wir Menschen können Pflanzen bei extremen Wetter- und Bodenbedingungen aber nicht einfach weiterziehen. Wenn sie überleben möchten, müssen sie besonders anpassungsfähig und stressresistent sein. Spezielle Wirkstoffe wie Flavonoide, Polyphenole oder Beta-Glucane **(siehe Seite 36)** sichern ihnen auch unter Extrembedingungen das Überleben.

WIE WIRKEN ADAPTOGENE?

Allen Adaptogenen ist gemein, dass sie keinen spezifischen Nutzen, sondern eine ganzheitlich ausbalancierende Wirkung auf den Körper haben. Zu den Eigenschaften, die allen pflanzlichen Stresskillern zuzuordnen sind, gehört, dass sie …

… die Widerstandskraft des Körpers gegenüber Stress erhöhen.
… das allgemeine Wohlbefinden fördern.
…. Alterungsprozesse bremsen.
… nicht giftig sind und krankhafte Zustände verbessern können.

Gleichzeitig sind die einzelnen Pflanzen jedoch jeweils in einem bestimmten Bereich besonders wirksam. Einige stärken vorrangig die Nieren, andere die Leber, wieder andere verbessern die Konzentration oder unterstützen einen guten Schlaf. Unter dem Strich helfen Adaptogene uns, sowohl auf körperlicher als auch auf seelischer Ebene in guter Verfassung zu bleiben. Die Wissenschaft spricht von Homöostase, was mit dem Aufrechterhalten eines relativ konstanten inneren Gleichgewichts trotz Störungen übersetzt werden kann **(siehe Seite 12)**. So entsteht Harmonie im Körper, im Geist und in der Seele. Besonders stark regulierend wirken Adaptogene auf die Organe oder Organsysteme, die ich Ihnen im Folgenden vorstelle. Das Spektrum ist jedoch so umfangreich, dass ich nur die wichtigsten Wirkungen erläutern kann.

Hormonsystem im Gleichgewicht

Adaptogene sind vor allem für ihre hormonregulierende Wirkung bekannt. Sie sorgen dafür, dass das endokrine, also das hormo-

ERFOLG AUF DER GANZEN LINIE – ADAPTOGENE NÜTZEN ALLUMFASSEND

Adaptogene wirken bei jedem Menschen ein wenig anders, denn sie wirken nach Bedarf. Für die meisten Wissenschaftler ist diese Eigenschaft schlecht greifbar, denn synthetisch hergestellte Arzneien, die in mehrere Richtungen wirken, gibt es eigentlich nicht. So kann ein Betablocker den Blutdruck und die Herzfrequenz senken, aber nicht die Leber- oder Nierenfunktion verbessern, ein Antibiotikum gegen Bakterien wirksam sein, nicht aber gegen Viren oder Pilze. Ein Antimykotikum hilft dafür gegen bestimmte Pilzerkrankungen, aber nicht gegen Viren oder Bakterien. Adaptogene hingegen haben ein breites ganzheitliches Wirkspektrum.

nelle System gesund bleibt und die ständige Kommunikation zwischen den Hormondrüsen reibungslos funktioniert. Das Zusammenspiel der drei wichtigen Hormondrüsen Hypothalamus, Hypophyse und Nebennieren hat hier, wie wir bereits gesehen haben, eine entscheidende Rolle inne **(siehe Seite 12)**. Die Hypothalamus-Hypophysen-Nebennieren-Achse (HPA-Achse oder 2. Stressachse) beeinflusst zahlreiche Körperfunktionen, unter anderem die Stressreaktion **(siehe Seite 14).**

Eine der großartigen Fähigkeiten von Adaptogenen besteht darin, nach lang anhaltendem Stress erschöpfte Hypothalamusrezeptoren wieder zu regenerieren. Dadurch können die Nebennieren ihre Ressourcen bewahren, indem sie die Ausschüttung von Stresshormonen reduzieren. Andererseits können die Adaptogene in den ersten Phasen der Stressreaktion die Nebennieren auch bei der Ausschüttung von Stresshormonen unterstützen und diese nach der Stressreaktion wieder nach unten regulieren. So gewährleisten die natürlichen Stresskiller einen gleichmäßigen Energiefluss. Zudem gibt es Hinweise, dass Adaptogene, indem sie die Entgiftungstätigkeit der Leber oder der Nieren anregen, das hormonelle System vor Umweltgiften wie Pestiziden schützen, die wesentlich zur Entstehung eines hormonellen Ungleichgewichts beitragen. In der Folge steht allen anderen Organen und Geweben wieder mehr Energie zur Verfügung, was insgesamt zu mehr Ausdauer, Vitalität und Leistungsfähigkeit führt.

Körper in Topform

Unsere Leistungsfähigkeit wird von verschiedenen Energieträgerstoffen im Körper bestimmt. Im Wesentlichen sind dies Phosphate in Form von Adenosintriphosphat (kurz ATP), Kohlenhydrate in Form von Zucker und Fette in Form von Triglyceriden.

Indem sie die ATP-Produktion in den Mitochondrien (den Kraftwerke der Zellen) fördern, sorgen Adaptogene dafür, dass sich gerade bei körperlicher Anstrengung und sportlichen Aktivitäten bessere Muskelleistungen erzielen lassen und die Ausdauer erhöht wird. Denn je mehr ATP dem Körper zur Verfügung steht, desto mehr körperliche Leistung ist möglich. Deshalb profitieren gerade Sportler bei anstrengenden Aktivitäten oder in Wettkampfsituationen von Adaptogenen. Zudem erhöhen Adaptogene wie Eleutherococcus **(siehe Seite 46)**, Schisandra **(siehe Seite 59)** oder Rosenwurz **(siehe Seite 57)** den Sauerstoffanteil im Körper, verbessern so die Durchblutung und die Muskelleistung und halten den Blutzuckerspiegel konstant. Durch Adaptogene wird außerdem die Produktion des Abfallprodukts Milchsäure und der Anteil von Stickoxiden verringert, weshalb weniger Muskelschmerzen entstehen. Defekte der Mitochondrien, die unter anderem durch Umweltgifte verursacht werden können, nehmen generell deutlich zu. Der dadurch entstehende Energiemangel führt nicht nur zu Müdigkeit und Antriebslosigkeit, sondern auch zur Entstehung chronischer Erkrankungen, da viele Stoffwechsel- und Reparaturprozesse nicht mehr in vollem Umfang ablaufen können. Alzheimer, Krebs, Diabetes, Parkinson oder Herz-Kreislauf-Erkrankungen (Schlaganfall, Herzinfarkt) werden mit einem Defizit der Zellgesundheit in Verbindung gebracht. Bei all diesen Erkrankungen können Adaptogene dazu beitragen, das Fortschreiten zu verlangsamen oder gar anzuhalten.

Gestärktes Immunsystem

Es ist heute unbestritten, dass eine dauerhaft erhöhte Stressbelastung in direktem Zusammenhang mit einem geschwächten Immunsystem und einer erhöhten Infektanfälligkeit steht. Das Immunsystem ist ein körpereigenes Schutzsystem zur Abwehr von fremden oder giftigen Substanzen, Krankheitserregern und körpereigenen Zellen, die als fremd oder krank angesehen werden. Dabei wird zwischen dem angeborenen (unspezifischen) und dem erworbenen (spezifischen) Immunsystem unterschieden, die ineinandergreifen und unterschiedliche Aufgaben übernehmen. Bei Einnahme von Adaptogenen kommt es zur Erhöhung körpereigener Abwehrzellen. Ein Anstieg wurde vor allem bei spezifischen Immunzellen (sogenannten T-Lymphozyten) beobachtet, die eine wichtige Rolle in der Körperabwehr spielen. In Zeiten erhöhter Ansteckungsgefahr, beispielsweise bei einer Grippewelle, bei einer Erkältung oder anderen viralen Erkrankungen können Adaptogene das Immunsystem so stabilisieren.

Entspanntes Altern

Ein weiteres Merkmal adaptogener Pflanzen ist die Eigenschaft, das Fortschreiten vieler Alterserscheinungen zu verzögern. Deshalb können sie der Schlüssel dafür sein, älter zu werden, ohne zu altern. Alterungsprozesse gehen mit einem allgemeinen Rückgang von Körperfunktionen und der Fähigkeit, bei Stress die Homöostase (**siehe Seite 12**) aufrechtzuerhalten, einher. Viele Krankheiten älterer Erwachsener sind multipel, chronisch und mit körperlichen und kognitiven Einschränkungen verbunden. Herz-Kreislauf-Erkrankungen, Augenbeschwerden wie grauer Star, Demenz, Gelenkprobleme bis hin zur Gebrechlichkeit und eine insgesamt geringe Belastbarkeit zählen dazu. Dann kommt es oft

TAIGAWURZEL FÜR DIE ABWEHR

Die gut verträgliche Taigawurzel (**siehe Seite 46**) gilt seit jeher als Topmittel gegen eine Vielzahl von Beschwerden. Ihre sogenannten Eleutheroside helfen gegen Schwäche, Müdigkeit und Infektanfälligkeit. Viren werden schnell abgetötet und die Zahl der weißen Blutkörperchen und der Killerzellen im Körper wird erhöht. Damit wirkt Taigawurzel vor allem auf das angeborene Immunsystem, dessen Stärke es ist, schnell in Aktion zu treten.

zur gleichzeitigen Anwendung mehrerer Arzneimittel und einem erhöhten Risiko für unerwünschte Arzneimittelwirkungen und Wechselwirkungen. Adaptogene Pflanzen wie zum Beispiel Echter Ginseng (**siehe Seite 47**) oder Kurkuma (**siehe Seite 53**) sind bewährte Anti-Aging-Mittel. Voraussetzung für die erfolgreiche Anwendung von Adaptogenen ist jedoch ein noch regulationsfähiger Organismus, weshalb eine vorbeugende Einnahme durchaus sinnvoll sein kann. Denn wenn die körpereigenen Regulationsmechanismen erst einmal versagen und keine Regeneration mehr möglich ist (zum Beispiel bei schweren Erkrankungen wie Krebs mit Metastasenbildung), haben auch Adaptogene keine Chance mehr, effektiv einzugreifen. Mit dem Alterungsprozess ist auch eine Zunahme von oxidativen Schäden durch freie Radikale verbunden. Freie Radikale sind aggressive, instabile Moleküle, die Zellen zerstören und körpereigene Abläufe negativ beeinflussen können. Viele Faktoren wie Chemikalien, Schwermetalle, UV-Strahlung, Ozon, Pestizide, Tabakrauch, Smog und auch Stress begünstigen das verstärkte Auftreten freier Radikale im Organismus. Die schädigende Wirkung wird durch Antioxidanzien vermindert. Glücklicherweise zählen die komplex aufgebauten Adaptogene neben Vitamin C, E, Carotinoiden, Selen, Zink oder Flavonoiden zu den wirksamen Antioxidanzien. Ihre wertvollen Inhaltsstoffe sorgen für weniger Zellschädigungen und damit für weniger degenerative Erkrankungen.

Schutz der Nervenzellen & ein gutes Gedächtnis

Leichteres Lernen, bessere Konzentration und ein gutes Gedächtnis – all das sind Fähigkeiten, die wir uns in jungen wie auch in fortgeschrittenen Jahren wünschen. Adaptogene verlängern die Aufmerksamkeitsspanne, indem sie unter anderem die Durchblutung des Gehirns verbessern. Das macht es uns leichter, anspruchsvolle Aufgaben konzentriert zu Ende zu führen. Zudem sind Adaptogene in der Lage, Neurotoxine wie Aluminium oder Schwermetalle, die das Gehirn schädigen können, aus dem Körper herauszuleiten.

Mehr Lust an der Lust

Andauernder Stress wird fast immer begleitet von sexueller Unlust bis hin zu sexuellen Funktionsstörungen. Probleme mit der Libido kennen Frauen und Männer. Letztere sind zudem häufig von Erektionsproblemen geplagt. Da Adaptogene die Vitalität erhöhen und zugleich das hormonelle System harmonisieren, ist es logisch, dass durch einige Adaptogene auch die Sexualfunktionen gesteigert werden. Männer setzen häufig auf die Macapflanze (**siehe Seite 54**). Im Kama Sutra, einer alten Schrift über Erotik und Sexualität, wird bereits Ashwangandha (**siehe Seite 42**) als luststeigendes Mittel erwähnt. Bis heute gilt Ashwagandha als aphrodisierend, potenzfördernd und fertilitätssteigernd. Auch die Taigawurzel (**siehe Seite 46**) verbessert die Libido bei Frauen und Männern.

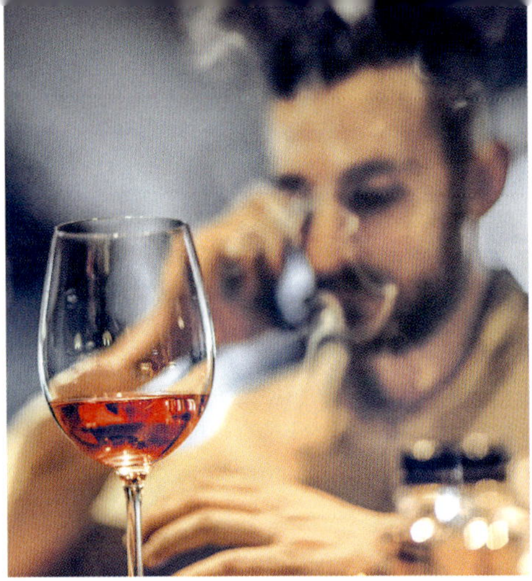

Wenn alles mal wieder zu viel wird: Adaptogene unterstützen Leber und Nieren bei der Entgiftung.

Gute Entgiftung

Leber und Nieren sind unsere zentralen Entgiftungsorgane. Beide sind durch Schadstoffe aus Medizin, Nahrung und Umwelt meist stark belastet. Adaptogene sind in der Lage, Toxine in der Leber und den Nieren zu aktivieren und deren Ausscheidung anzuregen. Auch wenn Ihnen sprichwörtlich die »Laus über die Leber gelaufen« ist oder Ihnen »etwas an die Nieren gegangen« ist, können die pflanzlichen Heilmittel helfen, indem sie die Funktion der Ausscheidungsorgane stimulieren. Ideal ist dann die saurere Shisandrabeere **(siehe Seite 59)**, die erfrischt und entspannt. In Kombination mit Goji-Beeren **(siehe Seite 49)** oder den heimischen Heidelbeeren kurbelt sie auch noch andere Organsysteme an: Die Sehkraft verbessert sich, alle Sinne werden schärfer und das Liebesleben kommt in Schwung.

BIOAKTIVE PFLANZENSTOFFE FÜR MEHR WOHLGEFÜHL

Bioaktive Substanzen in Pflanzen haben keinen Nährstoffcharakter, aber eine gesundheitsfördernde Wirkung. In den vergangenen Jahrzehnten wurden rund 100 000 Pflanzenstoffe, vornehmlich sekundäre Pflanzenstoffe, neu entdeckt, weshalb sie auch als »Vitamine des 21. Jahrhunderts« bezeichnet werden. Während die Pharmakologen auf Arzneistoffe mit Monosubstanzen zur Behandlung einer Krankheit setzen, sind Pflanzen komplexe Gebilde mit einer Vielzahl bioaktiver Stoffe, die synergetisch zusammenwirken. Im Wesentlichen gibt es folgende Hauptgruppen von Substanzen natürlichen Ursprungs, die eine adaptogene Wirkung zeigen. Sie gehören alle zu den sekundären Pflanzenstoffen und ihr therapeutischer Nutzen war bis vor wenigen Jahren noch weitgehend unbekannt.

Polyphenole

Die Polyphenole sind bioaktive Substanzen, die in vielen Pflanzen vorkommen. Sie sind eine komplexe Gruppe, zu der beispielsweise Lignane, Tannine (Gerbstoffe) und Flavonoide zählen. Oftmals dienen sie den Pflanzen als Schutz vor Fressfeinden. Sie haben maßgeblichen Einfluss auf Farbe, Geschmack und das vermittelte Mundgefühl pflanzlicher Lebensmittel. Bei Menschen wirken einige Polyphenole antioxidativ und können so Alterungsprozesse hemmen. Andere tragen dazu bei, den Blutdruck zu regulieren, die Blutfettwerte zu verbessern oder einer Arteriosklerose vorzubeugen. Vielfach wurde auch eine stärkende Wirkung auf das Immunsystem beobachtet. Grüner Tee (**siehe Seite 50**) und Heiliges Basilikum (**siehe Seite 52**) sind Beispiele für polyphenolreiche Adaptogene.

Flavonoide

Ein Großteil der Pflanzenfarbstoffe gehört zu den Flavonoiden (lat. *flavus = blond, gelb*). Sie sind meist in den Pflanzenteilen enthalten, die über der Erde wachsen. Oft dienen sie als UV-Schutz oder locken Bestäuber an. Im Körper wirken sie unter anderem entzündungshemmend, antioxidativ, durchblutungsfördernd und krampflösend. Einige dieser Stoffe zeigen sogar einen gewissen Schutz gegen Krebs. Zudem haben manche Flavonoide die Eigenschaft, Metalle binden zu können, weshalb sie bei der Schwermetallentgiftung von Nutzen sind.
Eine adaptogene Pflanze mit reichlich Flavonoiden ist Süßholz (**siehe Seite 60**), dessen in der Wurzel enthaltene Flavonoide/Polyphenole antioxidativ und krampflösend wirken. Die Kurkumapflanze (**siehe Seite 53**) besitzt ein Flavonoid namens Curcumin, das der Wurzel nicht nur die gelbe Farbe verleiht, sondern auch entzündungshemmende und antioxidative Eigenschaften. Außerdem stärkt Curcumin das Immunsystem. Die Flavonoide des Weißdorns (**siehe Seite 62**) wirken herzbelebend, die des Grünen Tees (**siehe Seite 50**) sollen die Tumorbildung hemmen.

Terpene

Die Terpene sind die größte Gruppe der sekundären Pflanzenstoffe. Diese Gruppe umfasst mehrere Substanzen mit biologischen Eigenschaften, angefangen von flüchtigen Ölen bis hin zu klebenden Harzen.
Terpene sind bedeutend für die Pflanze, damit diese sich an die jeweilige Umgebung anpassen kann – haben also eine adaptogene Wirkung. Aus den Terpenen leiten sich weitere Substanzen wie Triterpene ab, davon wieder Saponine und eine besondere Klasse innerhalb der Saponine sind schließlich die Triterpensaponine.
Saponine sind meist bitter schmeckende Verbindungen, die in wässriger Lösung einen Schaum bilden. Sie haben bestimmte pharmakologische Eigenschaften: Unter anderem können sie im Zusammenspiel mit Cholesterin und Gallensäuren zu einer Senkung des Cholesterinspiegels beitragen. Ferner konnten antibiotische und immunstimulierende Effekte nachgewiesen werden.
Zu dieser Gruppe zählen das Glycyrrhizin in der Süßholzwurzel (**siehe Seite 60**), das dafür bekannt ist, die Sekrete aus den Atemwegen zu lösen, und die Ginsenoside in der Ginsengwurzel (**siehe Seite 47**), die das Allgemeinbefinden sowie die körpereigene Widerstands- und Regenerationskraft verbessern. Auch die Eleutheroside der Taigawurzel (**siehe Seite 46**) mit ihren immunregulierenden, antiviralen und tonisierenden Eigenschaften gehören zu den Saponinen.

Polysaccharide

Polysaccharide sind komplexe Zuckerverbindungen und eine Unterklasse der Kohlenhydrate. Sie kommen in Pflanzen und Tieren vor. Beispielsweise zählen Stoffe wie Chitin (eine hornartige Substanz, die bei Gliederfüßlern zu finden ist), Cellulose und Stärke (in großen Mengen in Getreiden und Kartoffeln vorhanden) zu den Polysacchariden.
Eine besondere Form der Polysaccharide liegt in Zellwänden bestimmter Pflanzen und Vitalpilze vor. Sogenannte Beta-Glucane beeinflussen unser Immunsystem und haben somit einen entscheidenden gesundheitlichen Nutzen. Unter anderem dienen sie den nützlichen Darmbakterien als Nahrung und stabilisieren so die Darmflora, die ein maßgeblicher Teil unseres Immunsystems ist. Zudem aktivieren sie im Immunsystem die großen Fresszellen (Makrophagen), deren Aufgabe es ist, in den Körper eingedrungene Bakterien, Viren oder Toxine zu umschließen und quasi zu verdauen. Außerdem haben Beta-Glucane eine blutzuckerregulierende Wirkung, da sie an einer verzögerten Zuckeraufnahme im Darm beteiligt sind. Auch eine positive Wirkung auf den Cholesterinspiegel wird ihnen zugeschrieben: Sie verringern den Anteil des LDL-Cholesterins (»schlechtes« Cholesterin) und erhöhen den des HDL-Cholesterins (»gutes« Cholesterin). Adaptogene mit einem besonders hohen Anteil an Beta-Glucanen sind die Vitalpilze Cordyceps (**siehe Seite 45**) und Reishi (**siehe Seite 56**).

Die Mischung macht's

Immer wieder taucht die Frage auf, welcher dieser Inhaltsstoffe nun die stärkste Wirkkraft hat. Es ist jedoch die Kombination vieler Wirkstoffe, die die außergewöhnliche Heilkraft der Adaptogene ausmacht. Die Pflanzen brauchen diese komplexen Substanzen, um sich beispielsweise vor Fressfeinden zu schützen, um Bestäuber anzulocken oder um bei klirrender Kälte beziehungsweise extremer Hitze zu überleben.
Im menschlichen Körper werden die chemischen Verbindungen bioaktiv und haben so Einfluss auf die Signalübertragungen oder auf den Stoffwechsel. Dadurch kommt es zu einer Beeinflussung von Proteinen, Rezeptoren, Enzymen, Hormonen, Biomembranen und auch des Erbguts (DNA, RNA). Dies geschieht jedoch nicht wahllos, sondern fein reguliert und auf die körpereigenen Prozesse abgestimmt. Die Adaptogene wirken dabei fast immer positiv. Im pharmazeutischen Sinn handelt es sich bei diesen Pflanzenteilen oder Pilzen also um sogenannte Arzneidrogen. Sie wirken nicht wie eine chemische Substanz, sondern harmonisieren die natürlichen Lebensrhythmen sowie die Ganzheit von Körper, Geist und Seele. Trotz aller positiven Argumente sei hier aber auch erwähnt, dass die Zufuhr einer Arznei oder eines Adaptogens allein nicht genügt, um einen Heilungsprozess in Gang zu setzen. Es muss immer auch die innere Bereitschaft für Veränderung und Heilung gegeben sein.

ZUSAMMENGEFASST – WAS ADAPTOGENE LEISTEN

Adaptogene sind der Schlüssel zur optimalen Gesundheit. Ihre Wirkstoffe beeinflussen nahezu alle Organe und Körperfunktionen. Denn sie…

… verbessern den Energietransport in den Zellen, die Effizienz des Sauerstoffverbrauchs und die körperliche Ausdauer.

… haben einen messbar positiven Einfluss auf das Immunsystem.

… lindern emotionale Störungen wie Ängste und verbessern die Stimmung in depressiven Momenten.

… haben die Fähigkeit, sich an verschiedene Stressoren anzupassen.

… unterstützen die zelluläre Entgiftung in Leber, Nieren und Nervenzellen.

… sorgen für einen konstanten Blutzuckerspiegel und unterstützen die Behandlung bei Diabetes.

… fördern die DNA-Reparatur und den DNA-Schutz und haben somit ein krebshemmendes Potenzial.

… stellen die natürliche Libido bei Männern und Frauen wieder her.

… helfen bei der Kontrolle eines gesunden Körpergewichts, indem sie den Stoffwechsel verbessern.

… nähren und stärken spezifische Hormondrüsen, darunter Nebennieren, Schilddrüse und Bauchspeicheldrüse.

… steigern mentale Fähigkeiten und verbessern die Lern- und Gedächtnisleistung.

… verbessern den Schlaf, bekämpfen erfolgreich Müdigkeit und Jetlag-Folgen.

… lindern chronische Schmerzen und Entzündungsprozesse, weshalb sie bei Autoimmunerkrankungen gute Dienste leisten.

Zweisamkeit aktiv genießen: Adaptogene sorgen für Harmonie in allen Lebensbereichen.

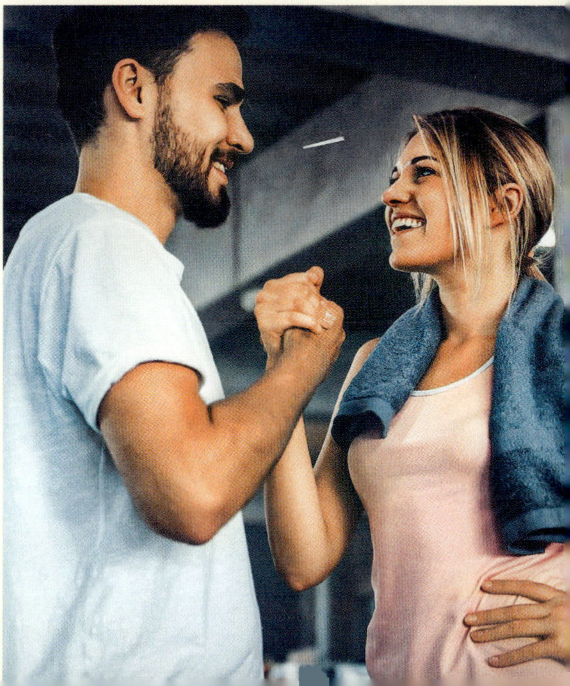

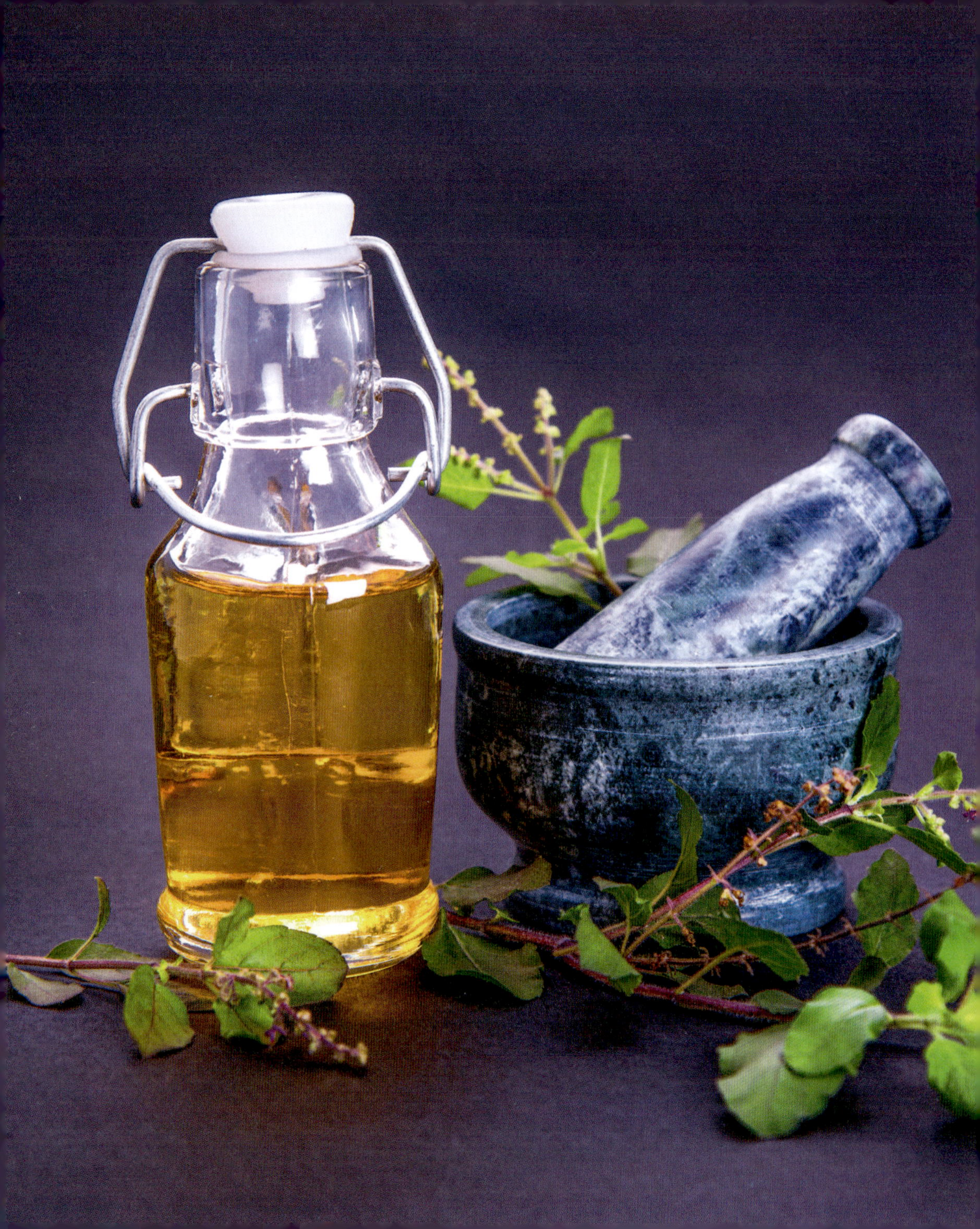

REZEPT DER NATUR

Adaptogene wirken effektiv gegen Stress und helfen zudem, chronische Krankheiten und Alterungsprozesse in den Griff zu bekommen. Lassen Sie sich ein auf diese altbewährte und zugleich zukunftsweisende Medizin und lernen Sie die natürlichen Stresskiller genauer kennen.

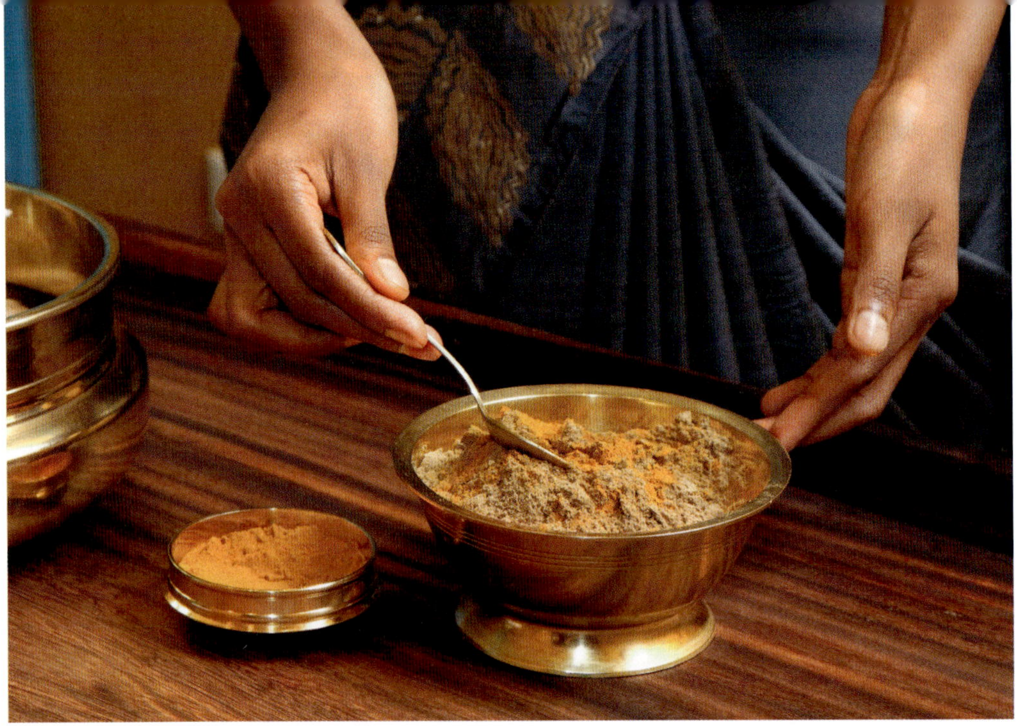

STECKBRIEFE WICHTIGER ADAPTOGENE

Einige der in diesem Kapitel vorgestellten Adaptogene kennen Sie sicher bereits, da sie heimisch sind. Dazu gehören zum Beispiel Brennnessel **(siehe Seite 43)** und Weißdorn **(siehe Seite 62)**. Andere wachsen in fernen Ländern, haben ungewöhnliche Namen und sind hierzulande noch wenig bekannt. Einige Adaptogene beeinflussen die HPA-Achse **(siehe Seite 12)**, die die physiologische Antwort auf Stress bestimmt. Auch fördern sie die Energieverwertung im Körper, indem sie dazu beitragen, dass Sauerstoff, Zucker, Fette und Eiweiße effektiver verstoffwechselt werden. Eine weitere Gruppe wirkt nicht direkt über die HPA-Achse, unterstützt aber dennoch die Organsysteme, da diese Pflanzen immunstärkende oder stimulierende Eigenschaften haben. Alle Adaptogene besitzen eine besondere Form der Pflanzenintelligenz. Das heißt, sie wirken nur dann und dort, wo ihr Zutun auch wirklich nötig und hilfreich ist.

MEDIZIN DER ZUKUNFT?

Antibiotika, Ultraschall, Computertomografie und moderne Operationsmethoden wie die operative Endoskopie haben wesentliche Verbesserungen in der Medizin gebracht. Oft vermitteln sie die Vorstellung, fast alles sei machbar, vorausgesetzt, man findet das richtige chemische Arzneimittel oder den geeigneten Chirurgen. Dagegen steht das weite Feld der Naturheilkunde mit einer Regulationsmedizin, in der auch die Adaptogene eine wichtige Rolle spielen. Sie können Ihnen helfen, sich an besondere Lebensphasen besser anzupassen, damit erst gar keine Kollateralschäden entstehen. Zwar können sie die äußeren Ursachen gesundheitlicher Probleme nicht beseitigen, sie sind jedoch eine wertvolle Naturmedizin, wenn das Immunsystem einmal schwächelt und es dadurch häufiger zu Infekten kommt. Nicht zuletzt dienen sie zur Leistungssteigerung auf körperlicher, emotionaler und geistiger Ebene.

Persönlich würde ich es begrüßen, wenn es in Zukunft kein Entweder-oder, sondern ein sinnvolles Miteinander verschiedener Medizinsysteme gäbe. Das ist aus meiner Sicht die Medizin der Zukunft. Ich lade Sie deshalb ein, einige der wichtigsten Adaptogene kennenzulernen. Von A wie Ashwagandha bis W wie Weißdorn stelle ich Ihnen auf den folgenden Seiten natürliche Stresskiller in 15 einzelnen Pflanzenporträts vor. Lesen Sie, bei welchen Beschwerden die Pflanzen besonders wirksam sind, welche Kontraindikationen es gibt und wie Sie die Adaptogene richtig anwenden. Eine beispielhafte Auswahl an empfehlenswerten Fertigpräparaten und Rezepttipps für die tägliche Zubereitung finden Sie dann ab **Seite 73** bei den Behandlungsempfehlungen. Einige Hinweise auf ergänzende Maßnahmen, mit denen Sie die Wirkung der Adaptogene unterstützen können, runden dieses Kapitel ab.

DIE PASSENDE DARREICHUNGSFORM

Sie können Adaptogene in verschiedener Form zu sich nehmen. Manche, wie Brennnesseln oder Kurkuma, können Sie frisch verarbeiten, andere sind hierzulande ausschließlich als Fertigpräparate erhältlich. Manche Menschen bevorzugen diese als Tropfen, andere als Tee, Pulver oder Kapseln. Tropfen sind meist mit Alkohol versetzt und deshalb für Alkoholkranke nicht geeignet. Probieren Sie aus, was Ihnen zusagt. Lesen Sie außerdem immer die Beipackzettel und lassen Sie sich von Ihrem Apotheker, Arzt oder Heilpraktiker beraten.

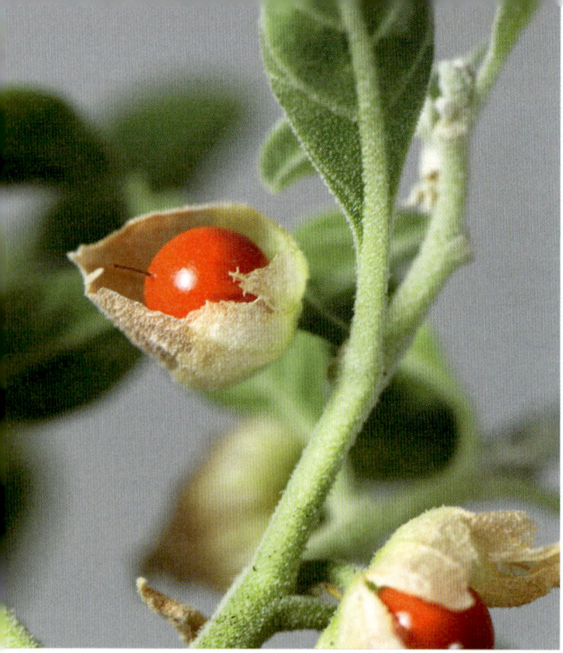

Ashwagandha, die Schlafbeere, gleicht hormonelle Dysbalancen aus und sorgt für eine ruhige Nacht.

ASHWAGANDHA (SCHLAFBEERE)

WITHANIA SOMNIFERA

Der krautige bis buschige Strauch aus der Familie der Nachtschattengewächse wird etwa 70 Zentimeter hoch und trägt bei der Fruchtreife Beeren in scharlachroter Farbe. Die Heimat der Pflanze ist Südeuropa, Nordafrika und der indische Subkontinent. In der ayurvedischen Heilkunde ist Ashwagandha seit über 3000 Jahren bekannt und gilt dort fast als Allheilmittel. Hin und wieder wird die Pflanze auch als Winterkirsche, Indischer Ginseng oder Schlafbeere bezeichnet. Nomen est omen: Der lateinische Artname »somnifera« bedeutet »schlafbringend«. Die Wirkstoffe von Ashwagandha sind in der Wurzel am höchsten konzentriert. Sie ist reich an Withanoliden (**siehe Seite 104**), die mit ihrem strengen Duft dafür sorgen, dass sich Insekten von der Pflanze fernhalten. Bei uns Menschen sorgen diese Stoffe für Ruhe und Klarheit des Geistes. Weitere wichtige Inhaltsstoffe sind Saponine und Eisen.

Der Geschmack der Ashwagandha ist herb und scharf, was unter anderem darauf hindeutet, dass sie den Stoffwechsel aktiviert, die Verdauung anregt und den Körper von Schleim reinigt. Die Scharfstoffe regen die Blutzirkulation im Becken an und können somit auch die Funktion der Geschlechtsorgane und die Fruchtbarkeit verbessern.

SO HILFT DIE SCHLAFBEERE

- Entspannt die Nerven, verleiht innere Ruhe und Stärke. Hilft bei Ängsten, Depressionen, Müdigkeit und durch Stress ausgelöster Schlaflosigkeit.
- Stärkt das hormonelle System und hat eine anregende Wirkung auf die Schilddrüse, ist deshalb für Menschen mit überaktiver Schilddrüse weniger geeignet. Studien belegen, dass die Pflanze auch auf die Nebennieren wirkt und den Cortisolspiegel reduzieren kann.
- Steigert die Fruchtbarkeit bei Männern und Frauen, löst Krämpfe während der Menstruation und gleicht den durch Blutverlust entstandenen Eisenmangel wieder aus.

- Hilft bei allen Krankheiten, die das Immunsystem beeinträchtigen. Wirkt ausgleichend und kann ein zu schwaches, aber auch ein überschießendes Immunsystem (zum Beispiel bei Autoimmunprozessen) regulieren.
- Schützt vor Erkrankungen, die durch oxidativen Stress oder freie Radikale begünstigt werden: Dazu gehören vorzeitiges Altern, Arteriosklerose und Schlaganfall.
- Lindert Entzündungsprozesse, weshalb Krankheiten wie rheumatoide Arthritis und andere rheumatische Erkrankungen eine Besserung erfahren.

ANWENDUNG

Dosierung: 3–6 g Trockenwurzel, 2–8 ml Flüssigextrakt (1:1), 100–1000 mg standardisierte Extrakte (mit 4,5 Prozent Withanoliden) oder 2–3 x 20–60 Tropfen Tinktur

Einnahme: Täglich über mehrere Wochen, danach eine Woche Einnahmestopp. Bei Schlafstörungen ist abends die richtige Einnahmezeit. Bei allen anderen Beschwerden am besten morgens oder zwischen den Mahlzeiten einnehmen.

Nebenwirkungen: Bei Überdosierung kommt es zu Magen-Darm-Beschwerden.

Besondere Hinweise: Nicht anwenden bei Neigung zu Allergien, in der Schwangerschaft, Stillzeit, bei hohem Eisenspiegel und bei überaktiver Schilddrüse.

Fertigpräparate: Extrakte, Kapseln, Pulver, Flüssigextrakt

BRENNNESSEL

URTICA DIOICA

Das wehrhafte Gewächs ist eine bedeutende heimische Heilpflanze und wächst gerne auf Schutthalden, an Wegrändern oder rund ums Haus. Die Brennnessel kann bis zu 1,5 Meter hoch werden und hat sattgrüne, scharf gezähnte Blätter, die mit Brennhaaren besetzt sind. Sie bildet von Juni bis Oktober unscheinbare grünliche männliche oder weibliche Blüten auf verschiedenen Pflanzen aus, das heißt, sie ist diözisch = zweihäusig (daher der Artname »dioica«). Ihre Frucht ist ein kleines Nüsschen mit 20000–30000 Samen pro Pflanze. Sie sind es, die den Körper vorrangig bei Stress stärken. Während die Blätter vor allem mit Mineralstoffen, (Eisen, Kalium, Calcium), Vitaminen (C, A, B, E) und Flavonoiden punkten, sind die Samen reich an Ölen (Linolsäure), Aminosäuren und Phytohormonen (Beta-Sitosterol). Bereits im Mittelalter schätzten die Menschen die Wirkung der Brennnesselwurzel auf die Prostata und die der Samen als vitalisierendes Tonikum und als Aphrodisiakum.

SO HILFT DIE BRENNNESSEL

- Regt die Funktion der Nebennierenrinde an, unterstützt das Immunsystem und wirkt belebend bei Burn-out.
- Blätter/Kraut, Presssaft und Gemüse fördern die Harnbildung und unterstützen die Entgiftungsorgane Nieren und Leber.

- Lindert als Kraut/Blatt, Presssaft und Gemüse Ermüdungs- und Erschöpfungszustände, die aufgrund von Blutarmut auftreten. Hilft bei Konzentrationsschwäche und Leistungsabfall.
- Die fetten und eiweißreichen Samen wirken als Anti-Aging-Mittel und Aphrodisiakum. Ins Müsli oder in Joghurt einrühren oder über den Salat streuen.
- Zubereitungen aus dem Kraut/Blatt lindern Entzündungen, vor allem rheumatische Erkrankungen.
- Wirkt antioxidativ und antiallergisch.

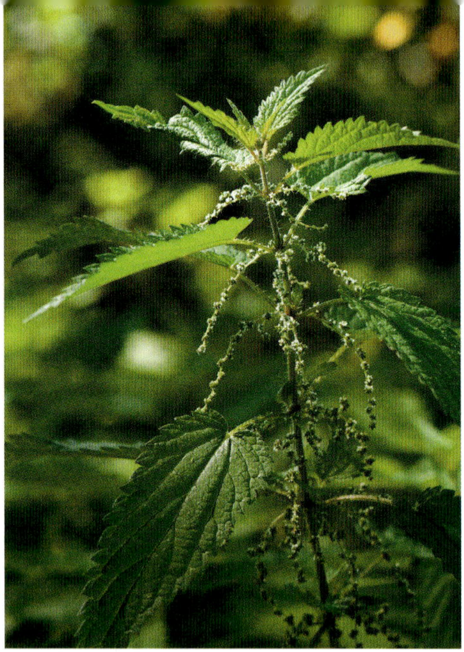

Viel mehr als Unkraut: Brennnesseln regen die Nieren an, liefern Eisen und aktivieren bei Müdigkeit.

WERTVOLLE EINZELTEILE

Gleich mehrere Pflanzenteile der Brennnessel sind für Heil- und Genusszwecke verwendbar. So haben im Frühjahr Blätter und Kraut, also alle überirdisch wachsenden und nicht verholzten Pflanzenteile, die größte Heilkraft. Aus dem Kraut können Sie einen Presssaft herstellen. Die Blätter eignen sich vom Frühjahr bis in den Frühsommer für ein vitalisierendes Gemüse **(siehe Seite 81)**. Ab August werden dann die Samen reif, die Sie in der Küche als Gewürz einsetzen oder ins Müsli streuen können. Sobald sie sich braun färben, haben sie deutlich mehr gesunde Nährstoffe als die noch grünen Samen.

ANWENDUNG

Dosierung: 3–6 g Blätter als Tee, 1–2 TL getrocknete Samen, 1–3 EL Frisch- oder Presssaft oder mehrmals pro Woche 150 g frisch gekochtes Gemüse

Einnahme: Täglich über mehrere Wochen möglich, zu beliebiger Tageszeit.

Nebenwirkungen: Selten sind allergische Reaktionen möglich.

Besondere Hinweise: Vorsicht bei Histaminintoleranz, Gegenanzeigen bei Ödemen aufgrund einer eingeschränkten Herz- oder Nierenfunktion.

Fertigpräparate: getrocknete Brennnesselsamen, Brennnesselblättertee (offen, im Filterbeutel), Heilpflanzensaft

CORDYCEPS (CHINESISCHER RAUPENPILZ)

CORDYCEPS SINENSIS

Asien und die Hochtäler des Himalaja sind der natürliche Lebensraum des Raupenpilzes. Im Winter lebt er unterirdisch als Parasit auf einer Mottenraupe, im Sommer wächst er als Pilzfruchtkörper über der Erde und bildet Sporen. Die Chinesen nennen ihn deshalb Winterwurm-Sommergras. Wildsammlungen sind fast unerschwinglich, weshalb er unter dem Namen CS-4 gezüchtet wird. Im alten China war der Pilz als stärkendes Mittel und Aphrodisiakum den Kaisern und ihrem Hofstaat vorbehalten. Polysaccharide (Beta-Glucane), 18 Aminosäuren (darunter acht essenzielle), Sterole (Ergosterol), Cordyceptin, Mineralstoffe (Eisen, Kupfer, Selen und Zink) sowie Vitamine (B, E und K) sind die wertgebenden Inhaltsstoffe.

SO HILFT DER RAUPENPILZ

- Erhöht Ausdauer und Energie. Nach mehreren Wochen Einnahme steigert sich die Leistung bei Sportlern.
- Hilft gegen Müdigkeit sowie Erschöpfung nach langer Krankheit und gibt Kraft. Bessert hormonell bedingte Beschwerden, vor allem der Nebennieren.
- Wirkt als Anti-Aging-Mittel.
- Fördert die Potenz und erhöht die Spermienzahl; verringert Menstruationsprobleme und erhöht die sexuelle Lust bei Frauen.
- Unterstützt die Behandlung bei rheumatischen Erkrankungen sowie bei Entzündungen der Leber und der Lunge.

ANWENDUNG

Dosierung: 1–3 g Pulver oder 1200 mg Extrakt (in Kapselform)
Einnahme: Täglich über mehrere Wochen möglich, zu beliebiger Tageszeit.
Nebenwirkungen: Bei Einhaltung der empfohlenen Dosis nicht bekannt.
Besondere Hinweise: Bei Einnahme schulmedizinischer Medikamente (vor allem Antibiotika, Blutverdünner und Diabetes-Mittel) vorab Rücksprache mit dem Arzt halten.
Fertigpräparate: Pulver, Kapseln, Extrakt als Mono- oder Kombipräparate

Der Raupenpilz gleicht im Aussehen der Raupe, die er durchdrungen und aufgezehrt hat.

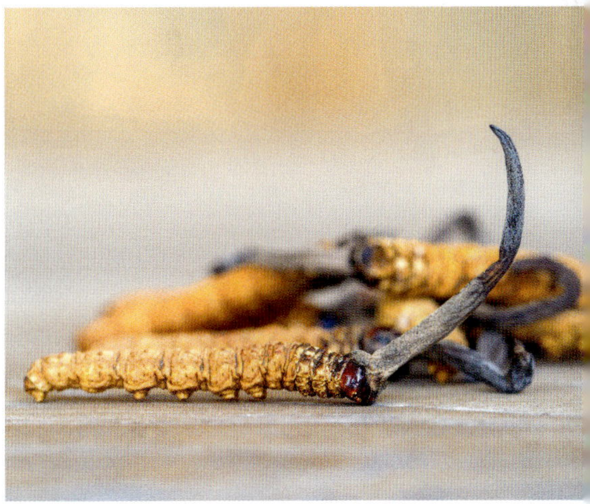

ELEUTHEROCOCCUS (TAIGAWURZEL)

ELEUTHEROCOCCUS SENTICOSUS

Die rankende und mit Stacheln übersäte Pflanze gehört zu den Araliengewächsen und entwickelt schwarze Beerenfrüchte. Sie ist vorwiegend in der ostsibirischen Taiga zu Hause, wo jedes Jahr monatelang Frost herrscht. Kälte und Lichtmangel können ihr aber wenig anhaben, da sie sich im dichten Unterholz von Koniferen ansiedelt. Die Taigawurzel, auch russischer und sibirischer Ginseng genannt, hat eine lange Heiltradition.

Die stachelige Taigawurzel zeigt im Sommer ihre schöne Blüte. Im Herbst bilden sich schwarze Beeren.

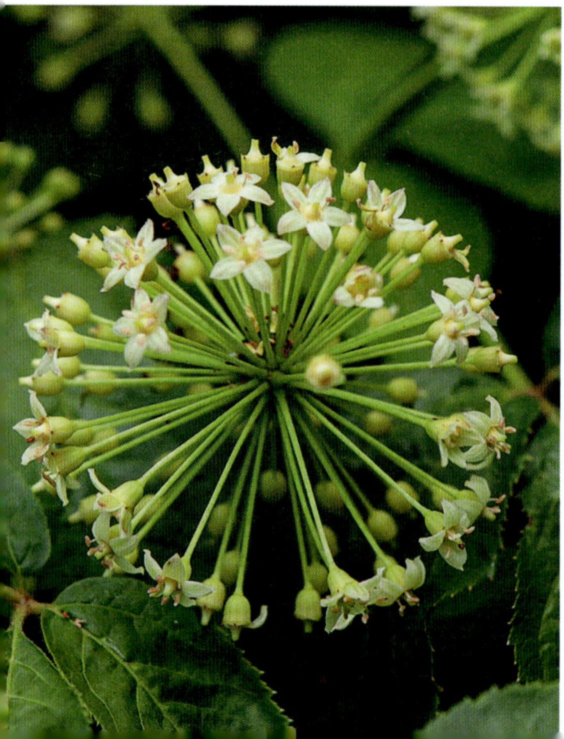

Vermutlich wird sie in Sibirien seit 3000 Jahren genutzt, um die physische und psychische Leistungsfähigkeit zu steigern.
Im 20. Jahrhundert war sie ein beliebter Ersatz für die teure Ginsengwurzel, da sich beide in ihren Wirkweisen überschneiden. Russische Olympiateilnehmer nutzten sie zur Leistungssteigerung. Und nach der Nuklearkatastrophe in Tschernobyl 1986 wurde die Taigawurzel zur Eindämmung von Strahlenschäden an die Bevölkerung verteilt. Heute gehört sie zu den mit am besten erforschten Adaptogenen. Sie ist mild in der Wirkung und daher auch für ältere Menschen geeignet. Zentrale Wirkstoffe sind Eleuterhoside (A bis G), die mit ihren immunregulierenden, antiviralen und adaptogenen Eigenschaften den Triterpensaponinen (**siehe Seite 35**) zugeordnet werden, sowie Polysaccharide, Flavonoide, Sterole, Mineralstoffe und Vitamine. Der Geschmack der Taigawurzel ist scharf und bitter.

SO HILFT DIE TAIGAWURZEL

- Beeinflusst als Nervenstärkungsmittel die Stresshormone. Erhöht beispielsweise die ACTH-Produktion im Hypophysenvorderlappen, was bei starker Nebennierenschwäche (Müdigkeit, Erschöpfung) hilft.
- Verbessert Sehschärfe, Farbwahrnehmung und Reaktionsvermögen.
- Hilft in der Menopause bei Östrogenmangel, verbessert die Libido bei Frauen und Männern, erhöht den Testosteronspiegel.

- Regt als Immuntonikum die Bildung von Lymphozyten und Antikörpern an. Hilft bei Atemwegsinfekten und Entzündungen der Nebenhöhlen.
- Verkürzt die Zeit der Rekonvaleszenz, erhöht bei Sportlern die physische Leistung. Ist das Mittel der Wahl, wenn der Körper nach langer Krankheit Kraft braucht.
- Schützt vor toxischen Substanzen wie Arzneien, Strahlen und Umweltgiften.

ANWENDUNG

Dosierung: 500–1 000 mg getrockneter oder pulverisierter Wurzelextrakt (Inhalt mindestens 1 Prozent Eleutheroside), bis zu 50 Tropfen des Fluidextrakts oder 0,5–1 TL getrocknetes Pulver auf 250 ml Wasser
Einnahme: Täglich spätestens 4–5 Stunden vor dem Schlafen, kurmäßige Anwendung über drei Monate möglich. Danach einen Monat Pause einlegen.
Nebenwirkungen: Selten Schlaflosigkeit, Reizbarkeit und Kopfschmerzen.
Besondere Hinweise: Kann mit einigen Medikamenten interagieren (vor allem Herzmedikamente, Antibiotika). Nicht bei Bluthochdruck anwenden. Bei Schwangerschaft, in der Stillzeit und für Kinder unter 12 Jahren gibt es keine ausreichenden Ergebnisse. Bei Diabetes und hormonabhängigen Krebsarten den Arzt befragen.
Fertigpräparate: Fluidextrakt, geschnittener oder pulverisierter Wurzelextrakt (lose oder in Kapselform)

GINSENG (ASIATISCHER/ ECHTER GINSENG)

PANAX GINSENG

In den schattigen Urwäldern und Gebirgsregionen des nordöstlichen Chinas, in Korea und Sibirien kommt die kleine Ginsengstaude vor. Nach drei Jahren bildet sie rote Beeren. Die charakteristische Wurzel ist erst nach sieben Jahren erntereif. Ginsengstauden können ein Alter von mehr als 100 Jahren erreichen. Für medizinische Zwecke wird Ginseng heute weltweit angebaut, denn die Wildvorkommen wurden fast ausgerottet. Insgesamt sind dreizehn Arten bekannt. Die Gattung Panax wurde benannt nach der »allheilenden« griechischen Göttin Panacea, einer Tochter des Aesculap. In Asien trägt Ginseng den Beinamen »Pflanze des ewigen Lebens«. Je älter die Pflanze ist, desto stärker ist ihre Heilkraft. Alte Wurzelstücke haben häufig eine menschenähnliche Form. Bekannt sind rund 200 Inhaltsstoffe, darunter bioaktive Pflanzenstoffe wie 30 verschiedene Ginsenoside, Phytoöstrogene, ätherische Öle, Polysaccharide sowie Spurenelemente. Entsprechend dem Europäischen Arzneibuch muss eine getrocknete Ginsengwurzel mindestens 0,4 Prozent Ginsenosid enthalten.

SO HILFT DIE GINSENGWURZEL

- Erhöht die Fähigkeit, sich an Stress- und Traumasituationen anzupassen. Hilft bei Burn-out.

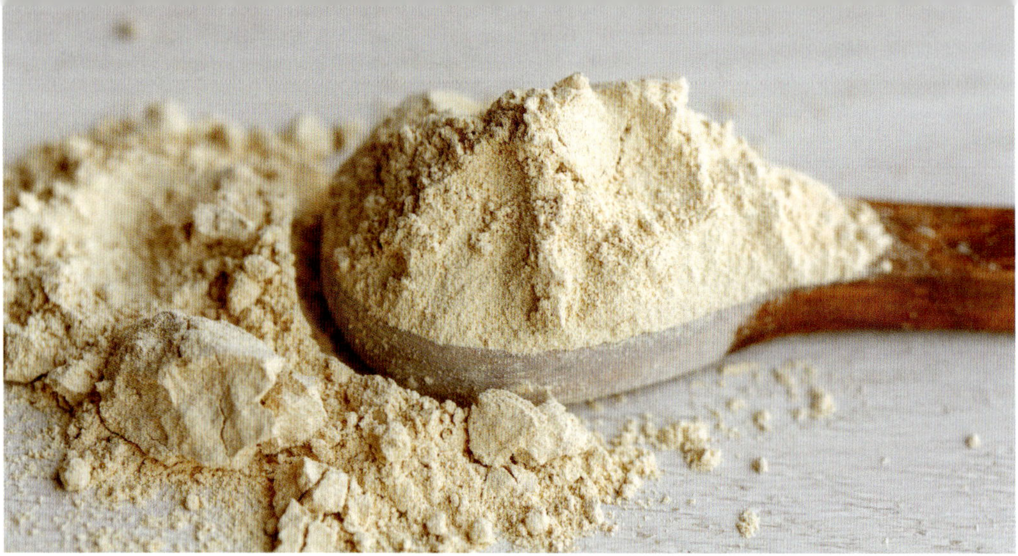

»Menschenwurzel«: Ginseng stärkt das Immunsystem und die allgemeine Leistungsfähigkeit.

- Gilt als lebensverlängernd und als Anti-Aging-Mittel, hält das Gedächtnis fit.
- Wirkt stark belebend bei Entkräftung sowie bei Kurzatmigkeit nach körperlicher Betätigung mit Schweißausbrüchen. Verkürzt die Regeneration nach dem Sport.
- Wirkt positiv auf das Immunsystem und schützt vor viralen und bakteriellen Infekten, Allergien und Entzündungen.
- Hebt den Testosteronspiegel an, verbessert die Vitalität der Spermien, hilft bei Impotenz und Frigidität.
- Verbessert die Widerstandskraft gegen Umwelteinflüsse und chemische Einflüsse (Toxine, Strahlen- und Chemotherapie).

ANWENDUNG

Dosierung: 1–3 g Wurzelzubereitung, 400 mg Extrakt oder nach Angaben der Hersteller (der Gehalt an Ginsenosiden ist je nach Produkt unterschiedlich)

Einnahme: Bei leichten Beschwerden mehrmals täglich über 3–4 Wochen eine Tasse Ginsengtee trinken, kurmäßig über 4–6 Wochen. Einnahme 2-mal täglich, am besten morgens und mittags.

Nebenwirkungen: Bei Überdosierung sind Hitzewallungen, Hyperaktivität und Magen-Darm-Beschwerden möglich.

Besondere Hinweise: Nicht anwenden bei Unruhe, starken Monatsblutungen, östrogenabhängigen Tumoren sowie bei Kindern unter 12 Jahren. Wechselwirkungen mit Gerinnungshemmern, Antidiabetika und Antidepressiva sind möglich. Die gleichzeitige Einnahme von Koffein und Alkohol vermeiden.

Fertigpräparate: Kapseln, geschnittene Wurzel, Extrakt, Pulver, Trinkampulle, Tee

GOJI-BEEREN/ BOCKSDORN

LYCIUM BARBARUM

Goji-Beeren sind die Früchte des Bocksdorns. Der sommergrüne stachelige Laubstrauch stammt ursprünglich aus den hoch gelegenen und sonnenverwöhnten Gebieten Zentralasiens. Er gedeiht aber auch bei uns, vorzugsweise zwischen Hecken und Böschungen. Er wird etwa drei Meter hoch, hat grau-grüne Blätter und entwickelt im Herbst länglich eiförmige rote Beeren. Bocksdorn zählt wie die Tomate zu den Nachtschattengewächsen.

VITAMIN C ODER ASCORBINSÄURE?

Manchmal wird Vitamin C mit L-Ascorbinsäure gleichgesetzt. Doch das ist nicht ganz richtig. Während die L-Ascorbinsäure im Labor und heute oft aus gentechnisch veränderten Mikroorganismen hergestellt wird, findet man Vitamin C nur in natürlichen Quellen wie Früchten oder Gemüsen. Der Unterschied: Natürliches Vitamin C kommt immer in Kombination mit weiteren Basis- und sekundären Pflanzenstoffen vor und hat deshalb eine bessere Verträglichkeit und Bioverfügbarkeit. Es kann vom Körper also besser aufgenommen werden.

Die Pflanze und ihre Früchte wurden bei uns zuweilen als giftig eingestuft; möglicherweise ist das der Grund für die Trivialnamen Teufelszwirn und Hexenzwirn. Dagegen wird Bocksdorn bei Himalajavölkern seit Langem verehrt. Dort werden zu Ehren der Beeren sogar Feiertage abhalten. Goji-Beeren haben eine hohe Nährstoff- und Vitalstoffdichte (Vitamin C, Carotinoide, Mineralstoffe, Polysaccharide, Terpene, Steroide, Aminosäuren). Ihr Geschmack ist fruchtig süß und erinnert an Kirschen und Cranberrys. Sie lassen sich gut mit anderen Adaptogenen kombinieren.

SO HILFT DIE GOJI-BEERE

- Stärkt bei konstitutioneller Schwäche mit häufigen Infekten.
- Trägt zur Genesung nach Fehlernährung und zur Nährstoffversorgung bei veganer Ernährung bei.
- Ist ein potentes Antioxidans, verzögert den Alterungsprozess und unterstützt die Besserung chronischer Entzündungsprozesse.
- Stärkt die Leber, senkt erhöhte Cholesterinwerte.
- Hilft bei der Blutbildung, etwa bei starker Monatsblutung oder nach Operationen.
- Verbessert die Sinneswahrnehmung der Augen und Ohren (schlechte Nachtsicht, trockene Augen, grüner und grauer Star, Makuladegeneration, Hörschäden).
- Dient Sportlern als Snack: Der oxidative Stress des Muskelgewebes wird reduziert und es entsteht weniger Muskelkater.

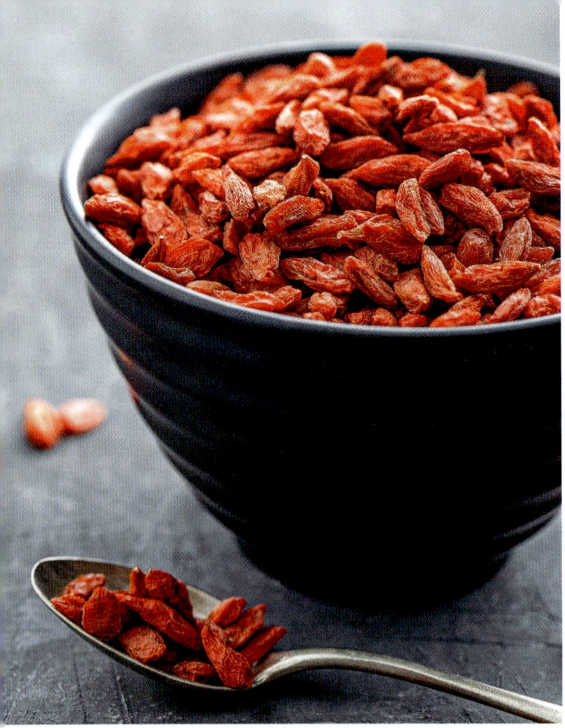

Was will man mehr? In Tibet heißen die roten Früchte des Bocksdorns »Glücksbeeren«.

ANWENDUNG

Dosierung: 1 EL für Kinder, 2 EL für Erwachsene als Frucht oder gekocht, 3–4 EL Saft oder 2000 mg Trockenextrakt
Einnahme: Geeignet für die Langzeiteinnahme, zu beliebiger Tageszeit.
Nebenwirkungen: Bislang nicht bekannt.
Besondere Hinweise: Geeignet für Menschen jeden Alters. Bei Einnahme von blutverdünnenden Medikamenten wie Marcumar® Rücksprache mit dem Arzt halten. Allergiker sollten zunächst kleine Mengen probieren.
Fertigpräparate: getrocknete Beeren, Direktsaft, Kapseln, Pulver

GRÜNER TEE

CAMELLIA SINENSIS

In China werden Teepflanzen schon seit mehr als 5000 Jahren kultiviert. Die echte Teepflanze gehört zur Gattung der Kamelien und bringt wunderschöne, duftende Blüten hervor. Die beste Qualität haben die von Hand geernteten Teeblätter im Frühjahr. Im Gegensatz zu Schwarztee wird grüner Tee nicht fermentiert. Während Wildformen zu Bäumen mit bis zu 15 Metern Höhe heranwachsen, werden die Kultivare als Strauch niedrig gehalten. Buddhistische Mönche nutzen die gesundheitsfördernden Vorzüge des Grüntees seit Langem. Aber auch in unseren Breiten wird er immer beliebter, denn er ist ein gesunder Alleskönner und Entschleuniger im hektischen Alltag. Grüner Tee ist reich an Saponinen, Zink, Vitamin C, Aminosäuren wie Theanin und Polyphenolen (Epigallocatechingallat, kurz EGCG, **siehe Seite 104**). EGCG kann eine heilende und vorbeugende Wirkung bei entzündlichen Krankheiten haben. Unter den japanischen Grüntees gibt es zudem sogenannte Gabaron- oder GABA-Tees. Durch ein spezielles Herstellungsverfahren entwickeln diese einen hohen Gehalt an Gamma-Aminobuttersäure (kurz GABA) – ein wichtiger Neurotransmitter, der das zentrale Nervensystem dämpft.
Die Geschmacksnuancen des grünen Tees reichen von leicht bitter, erdig und grasartig bis hin zu blumig-frisch. Länger als 2–3 Minu-

ten sollten Sie ihn nicht ziehen lassen und die Wassertemperatur sollte unter 80 Grad Celsius liegen. Die verschiedenen Sorten des grünen Tees haben ein unterschiedliches Wirkspektrum.

SO HILFT GRÜNER TEE

Sorten mit viel EGCG:

- Neutralisieren freie Radikale (Anti-Aging), entgiften und sind deshalb wichtig in der Krebsprävention.
- Schützen die Blutgefäße und beugen so Herz-Kreislauf-Erkrankungen vor.
- Wirken vorbeugend gegen entzündliche Erkrankungen und unterstützen deren Behandlung.

Sorten mit viel GABA:

- Sorgen für Entspannung und können emotionalen Stress und leichte Ängste lösen; Theanin löst die Freisetzung der Glückshormone Serotonin und Dopamin aus.
- Wirken beruhigend auf einen nervösen Magen-Darm-Trakt.

ANWENDUNG

Dosierung: 1–4 Tassen Tee oder maximal 800 mg Pulverextrakt (lose oder in Kapselform).

Einnahme: Tee täglich über den Tag verteilt (bei Koffeinempfindlichkeit morgens und mittags) trinken, Kapseln 30 Minuten nach der Mahlzeit einnehmen.

Nebenwirkungen: Bei Einhaltung der empfohlenen Dosis nicht bekannt.

Besondere Hinweise: Grüner Tee enthält etwas Koffein (50 Prozent weniger als Schwarztee), weshalb Menschen, die sensibel auf Koffein reagieren, sich vorsichtig an die Dosierung herantasten sollten. Teepolyphenole können die Aufnahme von Eisen reduzieren, weshalb Eisenpräparate mit einer Stunde Zeitabstand eingenommen werden sollten. Die im Grüntee enthaltenen Catechine können die Wirkung anderer Medikamente etwas abschwächen.

Fertigpräparate: Grüner Tee lose oder im Filterbeutel, Kapseln, Extrakt-Pulver

Grüner Tee ist heutzutage in aller Munde. Und das ist gut so, denn sein Gesundheitspotenzial ist immens.

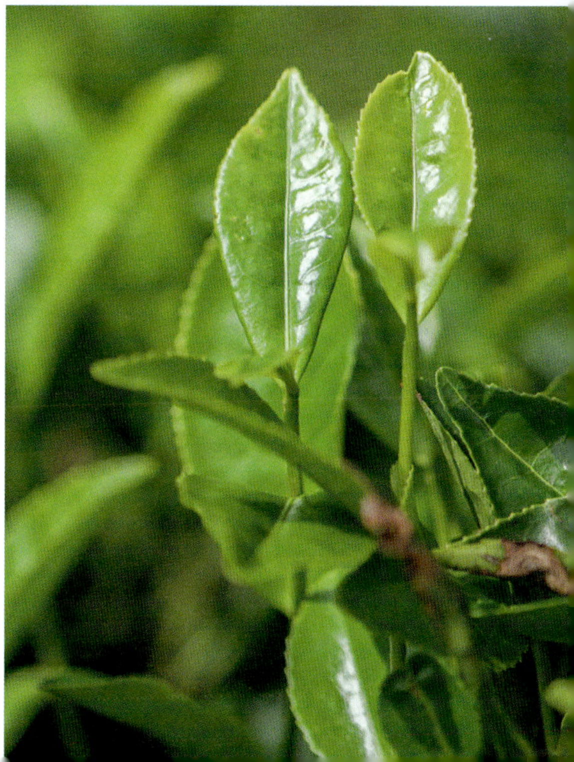

HEILIGES BASILIKUM (TULSI)

OCIMUM SANCTUM/TENUIFLORUM

Tulsi ist ein buschiger Halbstrauch, der in den tropischen Regionen Asiens heimisch ist. Er wächst in bis zu 1800 Metern Höhe und erreicht eine Wuchshöhe von bis zu einem Meter. Die Blätter des Lippenblütengewächses verströmen beim Zerreiben einen aromatischen Geruch, der Insekten abwehrt. Tulsi, das auch als Königsbasilikum oder Indisches Basilikum bezeichnet wird, ist mit dem Basilikum aus der italienischen Küche verwandt. In Indien wird es als Beschützer des Hauses verehrt und deshalb in die Vorgärten gesetzt. Heiliges Basilikum soll vor Krankheiten schützen und für Langlebigkeit und gute Laune sorgen. Maßgebliche Inhaltsstoffe sind Antioxidanzien wie Carotinoide, ätherische Öle, Polyphenole, Flavonoide und Saponine. Für Heilzwecke werden die Blätter verwendet. Ihr Geschmack ist eine Mischung aus süß, scharf und bitter. Tulsi kann in der Küche Verwendung finden, sollte aber nicht länger mitgekocht werden. Anders als Mittelmeerbasilikum kann man es auch getrocknet einsetzen.

Perfekt im Curry: Unter dem Namen »Thaibasilikum« wird Tulsi als Zutat der asiatischen Küche geschätzt.

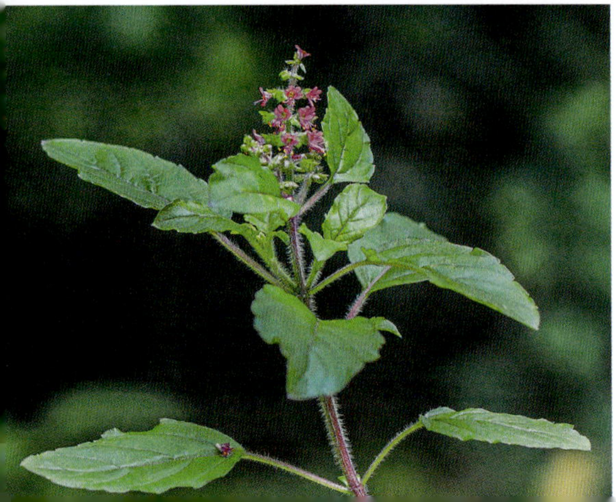

SO HILFT HEILIGES BASILIKUM

- Schenkt geistige Klarheit bei Konzentrationsmangel und Stress.
- Lindert milde Formen von Depressionen.
- Facht die Verdauung an und wird zum Schutz der Leber empfohlen.
- Hat eine kräftigende Wirkung auf die Atemwege. Löst Schleim bei Bronchitis, verstopften Nebenhöhlen, Asthma.
- Wirkt als mildes natürliches Antibiotikum gegen Viren, Pilze und Bakterien.
- Heilt äußerlich angewendet Hautentzündungen, Akne und Wunden und besänftigt lästigen Juckreiz.

ANWENDUNGSHINWEISE

Dosierung: 2–4 Tassen Tee, 5–20 ml Blättersaft, 3–4 g Pulver oder 500 mg Extrakt

Einnahme: Täglich über mehrere Wochen, zu beliebiger Tageszeit, jedoch nicht zur Langzeitanwendung geeignet.

Nebenwirkungen: Bei Einhaltung der empfohlenen Dosis nicht bekannt.

Besondere Hinweise: Nicht in der Schwangerschaft und Stillzeit anwenden.

Fertigpräparate: Gepulvert in Kapseln oder lose, als Tee und Blättersaft

KURKUMA (GELBWURZ)

CURCUMA LONGA

Die Pflanzenfamilie der Ingwergewächse bringt einige potente Heilpflanzen hervor, darunter auch Kurkuma. Die in Südostasien beheimatete Pflanze wird bis zu einen Meter hoch, hat hellgrüne schilfähnliche Blätter und gelbe Blüten, die an Lilien erinnern. In der Küche und für Heilzwecke wird der Wurzelausläufer (das Rhizom) verwendet. In der Heilkunst des Ayurveda und der Traditionellen Chinesischen Medizin wird Kurkuma als Allheilmittel angesehen. Mit dem »Gewürz des Lebens« färbt man in Indien Leder und Stoffe, Kurkumareis wird als heilige Speise den Göttern geopfert. Der wichtigste Inhaltsstoff der Kurkumapflanze ist das Curcumin.
Es ist schlecht wasserlöslich und kann deshalb nicht gut verstoffwechselt werden. Um die Bioverfügbarkeit zu verbessern, können Sie Kurkuma mit Pfeffer (Wirkstoffverstärker ist der Scharfstoff Piperin) und etwas Fett kombinieren. Effektiver ist jedoch die neue Mizellen-Technologie, mit der einige Hersteller eine bis zu 185-fach verbesserte Bioverfügbarkeit erzielen. Kurkuma enthält ätherische Öle, Vitamine (B_6, C) und Mineralstoffe, die sich wirkungsvoll ergänzen. Die traditionellen Heillehren ordnen Kurkuma den warmen bis heißen Gewürzen zu. Diese sollen den Körper reinigen und ihm Energie spenden. Kurkuma kann gut mit anderen Adaptogenen kombiniert werden.

SO HILFT KURKUMA

- Verringert die Folgen von körperlichem Stress. Aktive Menschen erholen sich schneller und auch Muskelkater verschwindet rascher.
- Verbessert die Gesundheit der Nebennieren, da es die Ausschüttung von Stresshormonen reguliert.
- Regt den Stoffwechsel an und ist deshalb bei Übergewicht von Vorteil, erhöht den Gallenfluss, lindert Völlegefühl und Blähungen im Magen-Darm-Trakt und pflegt die Darmflora.
- Schützt die Leber und leitet Giftstoffe von Arzneien und Schwermetallen (Quecksilber) aus.
- Verbessert kognitive Defizite bei Alzheimer und Demenz. Der Wirkmechanismus ist jedoch unklar.
- Ist stark entzündungshemmend und deshalb bei Morbus Crohn, Colitis ulcerosa, Arthritis und anderen chronisch-entzündlichen Prozessen hilfreich.
- Hat krebshemmendes Potenzial und ist ein Therapiebegleiter bei vielen Krebsarten (Brust, Haut, Leber, Leukämien, Magen).
- Gleicht Fehlfunktionen des Immunsystems aus: Ein überreiztes Immunsystem (Allergien, Autoimmunprozesse) wie auch ein geschwächtes Immunsystem mit gehäuften Infekten werden harmonisiert.
- Hilft bei der Blutzuckersenkung und unterstützt die Behandlung von Diabetes mellitus Typ 2.

ANWENDUNG

Dosierung: 500 mg Extrakt, 1–3 g getrocknete, pulverisierte Wurzel (lose oder als Kapsel), 1,5–3 g frische Wurzel oder 3 x 10 Tropfen
Einnahme: Täglich am besten dreimal über den Tag verteilt.
Nebenwirkungen: Bei empfindlichen Menschen sind Magenbeschwerden und gehäufte Stuhlgänge möglich.
Besondere Hinweise: Nicht anwenden bei Verschluss der Gallenwege (etwa durch Gallensteine). Wegen zu geringer Datenlage auch nicht in der Schwangerschaft und Stillzeit. Bei Einnahme von Gerinnungshemmern (Coumadin®, Marcumar®) den Arzt befragen.
Fertigpräparate: Kapseln mit und ohne Piperin, Tropfen, Extrakt, Wurzelpulver

Allrounder in Küche und Medizin: Kurkuma sorgt vorbeugend und heilend für Wohlbefinden.

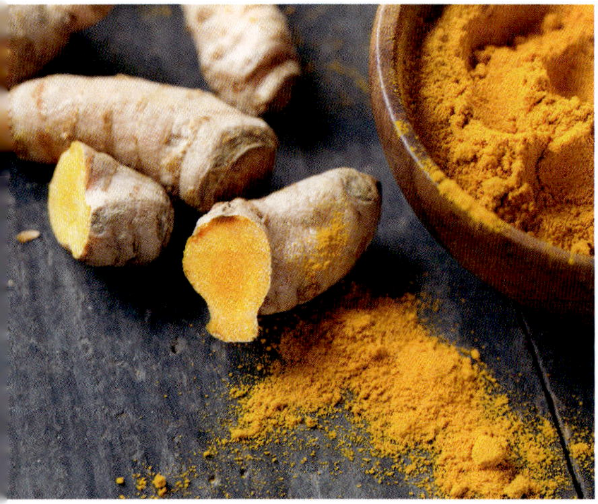

MACA (PERUANISCHER GINSENG)

LEPIDUM MEYENII/PERUVIANUM

In den extremen Hochlagen der peruanischen Anden wächst eine krautige Pflanze, die nur etwa 20 Zentimeter hoch wird und eine Wurzel entwickelt, die unserem heimischen Rettich ähnelt. Pfeifende Winde und extremes Wetter übersteht die Macapflanze, die der Gattung der Kressen angehört, mühelos und sie trotzt auch starker UV-Strahlung. Die Inkas nennen sie »Königin der Anden« und haben sie wegen ihrer gesundheitsfördernden Wirkung schon vor 2000 Jahren angebaut.
Je nach Sorte sind die Rüben weiß, gelblich, rot oder auch schwarz. Frisch, gemahlen, geröstet, als Brei gekocht oder gebraten wird Maca seit jeher von der indigenen Bevölkerung verzehrt. Der Wurzel wird nachgesagt, dass sie verjüngende Eigenschaften besitze, und lange Zeit war sie nur verheirateten Paaren, Kriegern und hochrangigen Inkas vorbehalten, denn sie ist ein starkes Aphrodisiakum. Die frische wie auch die pulverisierte Wurzel ist reich an Kohlenhydraten, Antioxidanzien, Aminosäuren und pflanzlichen Sterolen, die dem Hormon Testosteron ähneln. Die Stoffe Macaene und Macamide kommen nur in der Macapflanze vor und sollen einen leistungssteigernden Effekt haben. Macapulver lässt sich auch gut in einen modernen Speiseplan einbauen und kann in Smoothies oder ins Müsli eingerührt werden.

SO HILFT MACA

- Regt die Hormonausschüttung der Schilddrüse, der Hypophyse und die Nebenniere an. Dadurch werden Müdigkeit, Erschöpfung und Stress reduziert und wir werden auf körperlicher Ebene belastbarer.
- Steigert die Fruchtbarkeit, Libido und Potenz, erhöht die Spermienqualität.
- Vitalisiert und energetisiert mit Anti-Aging-Eigenschaften, um Ausdauer und körperliche Höchstleistungen zu fördern. Unterstützt als natürliches Anabolikum den Muskelaufbau und ist deshalb bei Sportlern beliebt.
- Schützt vor der Höhenkrankheit.

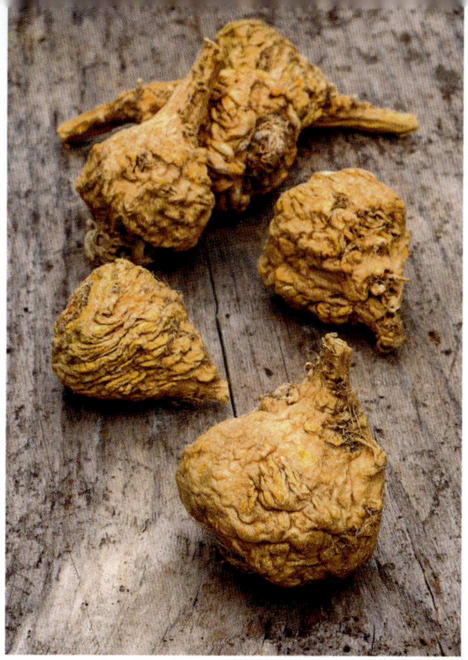

Maca schmeckt leicht nach Karamell und ist in der Küche vielseitig einsetzbar.

ANWENDUNG

Dosierung: 1–5 g Wurzelpulver (lose, als Kapsel oder Tablette) oder 2400 mg Extrakt

GELBES, SCHWARZES, ROTES MACA

Insgesamt gibt es acht Maca-Sorten mit unterschiedlichen Wirkschwerpunkten. Verschiedenen Studien zufolge soll gelbes Maca bei Männern die Fruchtbarkeit verbessern und bei Frauen Wechseljahresbeschwerden lindern. Rotes Maca soll vor allem bei Burn-out hilfreich sein. Schwarzes Maca hat die stärkste Wirkung auf die Libido, die Potenz und das Muskelwachstum.

Einnahme: Täglich. Zunächst morgens mit einer kleinen Dosis beginnen, dann 2- bis 3-mal über den Tag verteilt einnehmen. Die beste Einnahmezeit ist vor den Mahlzeiten. Eine Anwendung über mehrere Wochen ist möglich, danach 1 Woche pausieren.

Nebenwirkungen: Bisher nicht bekannt.

Besondere Hinweise: Durch den Gehalt an Senfölen kann es bei empfindlichen Menschen zu Reizungen der Schleimhäute im Verdauungstrakt kommen. Frauen mit hohen Testosteronspiegeln sollten Maca besser nicht konsumieren.

Fertigpräparate: Kapseln, Pulver, Extrakt, Tabletten, Kombipräparate mit B-Vitaminen und Zink

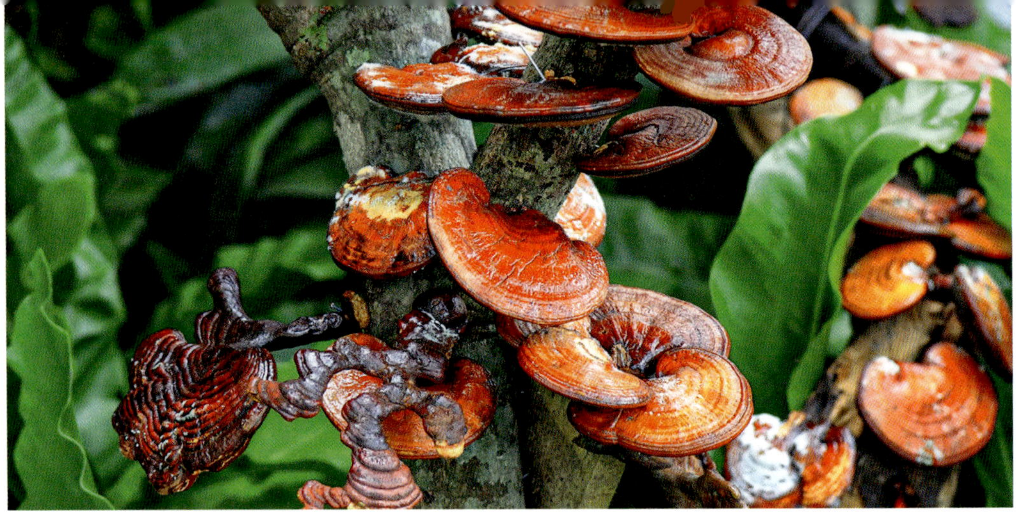

Balsam für Geist und Seele: Der glänzende Lackporling wirkt ausgleichend und stabilisierend.

REISHI (GLÄNZENDER LACKPORLING)

GANODERMA LUCIDUM

Wenn Sie auf der Suche nach einem milden Adaptogen sind, dann könnte der Reishi-Pilz der Richtige für Sie sein. Er hat eine feste Konsistenz, eine glänzende Oberfläche und wächst meist in Form einer Niere auf morschen Baumstümpfen in Auenwäldern in ganz Europa und Asien. Seit rund 40 Jahren wird er auch kultiviert, vorwiegend auf Sägespänen. In China und Japan wird Reishi seit über 4000 Jahren konsumiert und »Göttlicher Pilz der Unsterblichkeit« genannt. Einst hatte das Kaiserhaus erlassen, alle gefundenen Vitalpilze abzuliefern. Heutzutage ist der auch Lackporling genannte Pilz gut erforscht und in Japan sogar für die Krebsbehandlung zugelassen. Er enthält bittere Triterpene, Polysaccharide (Beta-Glucane), Eiweiße, B-Vitamine und Mineralstoffe. Es handelt sich also um einen ausgefeilten Wirkstoffcocktail der Natur. Im Gegensatz zu anderen Pilzen kann der Lackporling wegen seiner festen Konsistenz und der enthaltenen Bitterstoffe nicht ganz gegessen werden. Er wird deshalb zu Pulver oder Schrot verarbeitet.

SO HILFT DER REISHI-PILZ

- Stabilisiert die Seele und den Geist, hilft zu entspannen und sorgt für einen erholsamen Schlaf.
- Verbessert die Sauerstoffaufnahme im Blut und hilft bei altersbedingten Erkrankungen, auch wenn Schwäche sowie ein Mangel an Lebensenergie vorherrschen, indem er das Herz und die Blutgefäße schützt. Wegen der guten Sauerstoffversorgung eignet sich Reishi sogar zum Schutz vor der Höhenkrankheit.

- Schützt vor entarteten Zellen und wirkt positiv auf das Immunsystem.
- Unterdrückt vor allem wegen seines Gehalts an Triterpenen die Histaminausschüttung, die bei der Abwehr körperfremder Stoffe eine Rolle spielt, sowie weitere Entzündungsfaktoren.
- Reduziert im Körper die Entzündungsmarker und hilft dadurch bei allen Autoimmunerkrankungen.
- Schützt eine belastete Leber, senkt erhöhte Cholesterin- und Triglyceridwerte, bindet Schwermetalle und leitet diese aus.
- Hat eine regenerierende Wirkung auf die Bronchialschleimhaut. Lindert den Husten und löst den Schleim.

ANWENDUNG

Dosierung: 1–4 g Pulver, 2–4 EL Schrot, 1200 mg Extrakt-Kapseln oder 5 ml Flüssigextrakt

Einnahme: Täglich. Eine längere Anwendung von mehreren Wochen bis zu einigen Monaten wird empfohlen.

Nebenwirkungen: Reishi gilt als sehr sicheres Adaptogen, jedoch sollten Kinder, Schwangere und Stillende wegen nicht vollständiger Daten auf den Pilz verzichten.

Besondere Hinweise: Bei Einnahme von Medikamenten (insbesondere Bluthochdruckmittel) bitte vorab den Arzt informieren.

Fertigpräparate: Pulver, Pulverkapseln, Extrakt-Kapseln, Flüssigextrakt, Schrot zum Aufgießen als Tee

ROSENWURZ

RHODIOLA ROSEA

Die zu den Dickblattgewächsen zählende Pflanze wächst im rauen Norden bei den Samen und Inuit sowie im mittelasiatischen Altai-Gebirge, vorzugsweise in sonnigen Felsspalten. Einige Exemplare sollen in Höhen bis 4000 Meter gesichtet worden sein. Die Rosenwurz verträgt klirrende Kälte, hat fleischige blaugrüne Blätter und wird bis zu 35 Zentimeter hoch. Mittlerweile gibt es in Nordeuropa Anbauprojekte, um die gefährdeten Wildbestände zu schützen. Ihren Namen verdankt sie ihrem Wurzelstock, der einen rosenartigen Geruch verströmt. Einst war die Rosenwurz wegen ihrer stärkenden und wohl auch sexuell anregenden Wirkung so geschätzt, dass der chinesische Kaiser Truppen aussandte, um nach der Pflanze zu suchen. Der heilkräftige Pflanzenteil ist der Wurzelstock. Charakteristische sekundäre Pflanzenstoffe zeichnen ihn aus: Rosavine, Rosine, Rosarine, daher der Rosengeruch. Weiter zu finden sind Salidroside mit angstlösenden und antidepressiven Eigenschaften, zusätzlich antioxidativ wirkende Flavonoide, Sterole, organische Säuren, Triterpene und B-Vitamine. In nordischen Ländern stehen Rosenwurzblätter auch auf dem Speiseplan.

SO HILFT DIE ROSENWURZ

- Hebt die Stimmung, löst Nervosität, Reizbarkeit, Ängste und depressive Zustände.

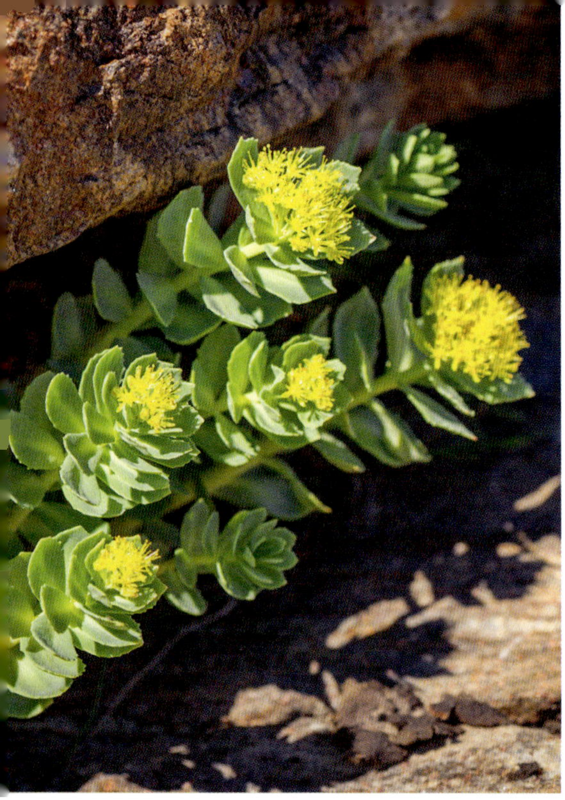

Symbol der Genügsamkeit: Rosenwurz regt unser Gehirn dazu an, für Entspannung zu sorgen.

- Balanciert Cortisol und andere Stresshormone aus, hilft überlasteten Burn-out-Patienten und chronisch Erschöpften.
- Verbessert die mentale Leistung und die Konzentration bei Nachtarbeit und das Gedächtnis bei Prüfungsstress.
- Erhöht die Blutversorgung der Muskeln.
- Verkürzt die Rekonvaleszenz nach Krankheiten und Operationen.
- Wirkt auf die Fortpflanzungsorgane beim Mann und der Frau. Verbessert die Fruchtbarkeit, die sexuelle Kraft und die Libido.
- Hält den Blutzuckerspiegel stabil.
- Macht widerstandsfähig gegen schädliche Einflüsse von außen, reduziert oxidative Schäden.
- Schützt das Erbgut vor Entartung und krebserregenden Substanzen.
- Reguliert das Immunsystem und reduziert chronische Entzündungen. Schützt vor kältebedingten Infekten.
- Schützt das Herz vor Stress und Arrhythmie, gibt ihm Energie und entlastet das Herz-Kreislauf-System. Bluthochdruck und Blutfette normalisieren sich.

ANWENDUNG

Dosierung: Präparate mit 1 Prozent Rosavin bis 1000 mg, mit 2 Prozent bis 500 mg, mit 3 Prozent bis 400 mg oder mit 5 Prozent bis 300 mg

Einnahme: Täglich, vorzugsweise morgens. 1–2 Monate anwenden, danach pausieren.

Nebenwirkungen: Im Allgemeinen gut verträglich. Bei Überdosierung Unruhe, Reizbarkeit oder Schlaflosigkeit.

Besondere Hinweise: Bei gleichzeitiger Einnahme von 5-Hydroxytryptophan (5-HTP), Antidepressiva oder Psychopharmaka vorab den Arzt informieren. Wegen mangelnder Daten sollten Schwangere, Stillende und Kinder unter 12 Jahren Rosenwurz vorsichtshalber nicht einnehmen.

Fertigpräparate: Kapseln, geschnittene Wurzeln für die Teezubereitung, Pulver, Extrakte, Filmtabletten, Mono- und Kombipräparate

SCHISANDRA (SPALTKÖRBCHEN)

SCHISANDRA CHINENSIS

Schisandrabeeren sind die Früchte einer hochwachsenden Kletterpflanze, die den Sternanisgewächsen zugeordnet ist und ihre Heimat im Nordosten Chinas hat. Die kleinen, leuchtend roten Beeren sind ein Klassiker in der Heilkunde der Traditionellen Chinesischen Medizin (TCM). Bei uns wird die Pflanze auch als Chinesisches Spaltkörbchen oder Chinesische Beerentraube bezeichnet. Die Chinabeeren-Ranken gedeihen auch in hiesigen Gefilden auf jedem durchlässigen und humosen Gartenboden. Alte Überlieferungen, die bis in das Jahr 2600 v. Chr. reichen, erwähnen Schisandra als Heilpflanze mit großem Anwendungspotenzial. Bis heute verwendet man in der TCM die Beeren, um Energiedefizite in den Organen des Patienten auszugleichen sowie zum Aufbau und zur Stärkung bei verschiedenen Formen der Schwäche. Einer der Namen der Schisandra ist WuWeiZi, was so viel wie fünf Geschmäcker bedeutet. Tatsächlich werden alle Geschmacksknospen beim Verzehr angeregt: Schisandrabeeren werden als süß, sauer, bitter, salzig und scharf zugleich beschrieben. Als Hauptwirkstoff der Pflanze gilt das Lignan Schisandrin mit antioxidativen und radikalfangenden Eigenschaften. Außerdem enthalten sind Mineralstoffe, Vitamine (C, E), Fruchtsäuren und besondere Flavonoide.

SO HILFT DIE SCHISANDRABEERE

- Regeneriert und beseitigt stressbedingte Ermüdungserscheinungen sowie Schwäche; reguliert das Hormonsystem, insbesondere das Stresshormon Cortisol.
- Hält die Zellen gesund, verstärkt die Energiegewinnung und die Widerstandskraft des Organismus. Durch den Gehalt an Antioxidanzien hat sie präventive Eigenschaften und wirkt zum Beispiel vorbeugend gegen Arteriosklerose. Zudem lindern die Antioxidanzien Entzündungsprozesse.
- Beruhigt den Geist. So kann sie bei Reizbarkeit, Albträumen und Schlaflosigkeit nützlich sein.
- Hat eine milde östrogenähnliche sowie eine leicht aphrodisierende Wirkung.
- Kann Übersäuerung im Gewebe beheben.

Ein Pulver aus Schisandrabeeren kann in Speisen und Getränke eingerührt werden. Es ist reich an Vitaminen.

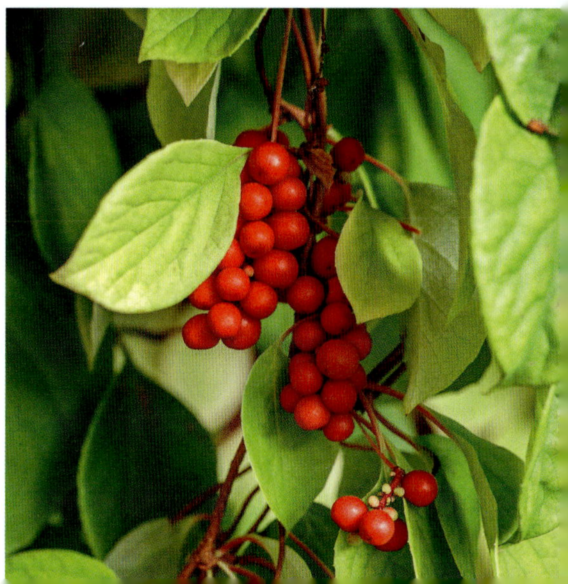

- Erhöht die Enzymproduktion in der Leber, schützt vor chemischen Toxinen.
- Reinigt die Gefäße und das Blut bei Durchblutungsstörungen, Schwerhörigkeit und Sehstörungen.
- Sorgt für eine gute Verdauung und wird traditionell bei Durchfall gekaut.
- Beeinflusst die Lungenfunktion und lindert insbesondere trockenen Husten.

ANWENDUNG

Dosierung: 500–3 000 mg Schisandrapulver, 3–6 g rohe Beeren oder 1 Beere pro Kilogramm Körpergewicht
Einnahme: Täglich, zu beliebiger Zeit, 1 TL Beeren mit 1 Tasse Wasser einnehmen. Bis zu 100 Tage, danach pausieren.
Nebenwirkungen: Bei Überdosierung können die Säuren zur Magenreizung führen.
Besondere Hinweise: Keine ausreichende Datenlage für Schwangerschaft und Stillzeit.
Fertigpräparate: Beeren getrocknet, Kapseln, Extrakt, Fruchtpulver zum Aufgießen als Tee oder zum Einrühren in Smoothies

> **ROHKOSTQUALITÄT**
> Wenn Sie nach Schisandrapräparaten suchen, finden Sie vor allem getrocknete Früchte oder Fruchtpulver. Damit Sie von allen Wirkstoffen der Beeren profitieren können, sollten Sie zu einem Produkt in Rohkostqualität greifen.

SÜSSHOLZ

GLYCYRRHIZA GLABRA

Botanisch handelt es sich bei Süßholz um eine etwa einen Meter hohe Staude aus der Familie der Schmetterlingsblütler. Sie besiedelt ein großes Gebiet von Südosteuropa über Vorderasien bis ins westliche China. Die Pflanze bildet eine Pfahlwurzel mit fingerdicken Nebenwurzeln. Diese werden in der Medizin und auch kulinarisch verwendet. Süßholzsaft wird vor allem zu Lakritz-Süßwaren weiterverarbeitet. Süßholz wurde in Griechenland durch die Skythen, ein Volk nomadischer Steppenreiter, bekannt, die die wasserhaltige Nahrung mit in die Wüste nahmen. Der griechische Naturforscher Theophrast erwähnte die heilende Wirkung der Wurzel bei Husten, Atemwegserkrankungen und lobte Süßholz als Durstlöscher. Ihren Namen verdankt die Pflanze dem süßlichen Geschmack der Wurzeln. Sie sind 50-mal süßer als Rohrzucker und enthalten ein Triterpensaponin mit dem Namen Glycyrrhizin, außerdem Flavonoide, Isoflavone, Steroide (ACTH-ähnlich) und Polysaccharide. Süßholz hat eine natürliche kortikoide Wirkung, das heißt, es spendet Energie, wirkt entzündungshemmend und bremst ein überaktives Immunsystem.

SO HILFT DIE SÜSSHOLZWURZEL

- Kräftigt die Nebennieren, hat eine natürliche kortikoide Wirkung und gilt als Tonikum zur Behandlung einer Insuffizienz der

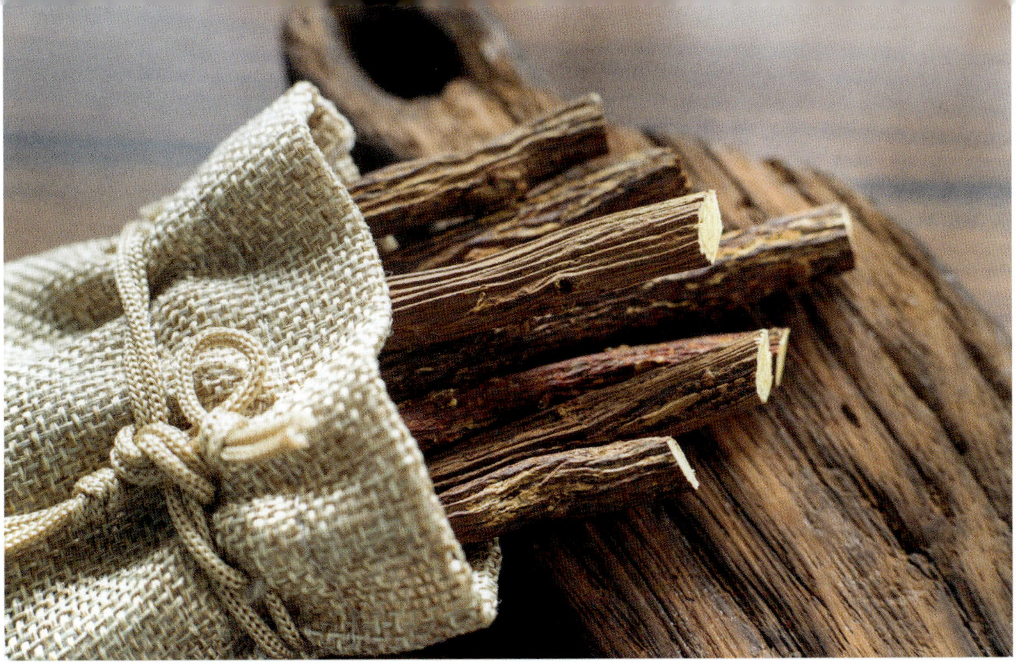

Für Schleckermäulchen: Aus dem Saft der Süßholzwurzel wird Lakritz hergestellt.

Nebennierenrinde (Burn-out, Stressintoleranz und chronische Erschöpfung).

- Kann bei Menschen (ohne bestimmte Grunderkrankungen) zum Ausschleichen von Cortison und zur Regenerierung von Nebenniereninsuffizienz nach Langzeiteinnahme von Cortison verwendet werden.
- Ist entzündungshemmend und deshalb hilfreich bei Autoimmunerkrankungen oder rheumatischen Erkrankungen.
- Reguliert die Säuresekretion des Magens und unterstützt die weitere Behandlung bei Sodbrennen und Magenschleimhautentzündungen.
- Befeuchtet den Magen-Darm-Trakt und ist ein mildes Abführmittel für schwache Kinder und Erwachsene.
- Hat eine östrogenähnliche Wirkung, erhöht den Testosteronspiegel.
- Schützt die Leber, ist ein Gegengift für viele toxische Substanzen.
- Befeuchtet die Lunge und löst trockenen Schleim, hilft gegen Heiserkeit und hilft gegen trockenen Mund und Rachen.
- Regt den Appetit an (hilfreich zum Beispiel bei Gewichtsverlust).
- Wirkt gegen einige Bakterien (Staphylokokken), Viren (Influenza) und Pilze (Candida albicans, Aspergillus)

ANWENDUNG

Dosierung: 5–15 g Wurzel (200–600 mg Glycyrrhizin), 1600 mg in Kapseln oder 1 TL Saft verdünnt mit 1 Tasse Wasser.

EINNAHMEDAUER

Bei längerer Anwendung und in hoher Dosierung kann durch Süßholz ein Ungleichgewicht im Mineralstoffhaushalt entstehen. Wasseransammlungen und Bluthochdruck können die Folge sein. Grundsätzlich gilt: Alle Medikamente und auch Adaptogene sollten nur so lange eingenommen werden, wie sie gebraucht werden. Die meisten Adaptogene regen die Hormonproduktion an. Sobald sich das Hormonsystem regeneriert hat, sind keine Stimulanzien mehr nötig.

Einnahme: Täglich, zu beliebiger Tageszeit. Nicht zur Langzeitanwendung geeignet (maximal 4–6 Wochen).
Nebenwirkungen: Bei längerer Anwendung kann es zu Bluthochdruck, Kaliumverlust und Ödembildung kommen.
Besondere Hinweise: Nicht anwenden bei schweren Leber- und Gallenerkrankungen, schweren Nierenerkrankungen, Bluthochdruck, Wassereinlagerungen in den Geweben, Hypokaliämie, Herzinsuffizienz, Diabetes, Schwangerschaft und in der Stillzeit. Wechselwirkungen mit Herzmedikamenten (Glykoside, Antiarrhythmika), Schleifendiuretika, Kortikoiden.
Fertigpräparate: geschnittene oder pulverisierte Wurzel, Kapseln, Tee, Saft

WEISSDORN

CRATAEGUS MONOGYNA/OXYACHANTHA

Weißdorn liebt offene und windige Plätze, kommt als Strauch oder Baum vor und wird bis zu 500 Jahre alt. Er wächst bis zu acht Meter hoch und ist in den gemäßigten Breiten heimisch. Seit Urzeiten schützt das dornenreiche Rosengewächs die Felder vor starken Winden und ist Lebensraum für Nutztiere. Manche kennen den Weißdorn auch unter den Namen Mehlbeere oder Hagedorn. Von seiner Schutzfunktion zeugen zahlreiche Märchen und Mythen. Darin schirmt er Hof und Haus vor Geistern, Dämonen, bösem Zauber, Hexen und Krankheiten ab. Bekannt ist seine positive Wirkung auf das Herz **(siehe Seite 107)**, jedoch hat er auch nervenstärkende Eigenschaften und ist für Jung und Alt gleichermaßen geeignet. Blätter, Blüten und Früchte werden in der Medizin gebraucht. Wertgebende Inhaltsstoffe von Blatt und Blüten sind Flavonoide, Saponin-Amine, oligomere Proanthocyanidine (OPC) und Triterpene (Ursolsäure). In den Beeren findet man auch Zucker und Mineralstoffe. Während die Beeren eher süßlich-sauer schmecken, haben die Blätter einen bitteren Geschmack.

SO HILFT WEISSDORN

- Verstärkt die Kontraktionskraft des Herzens, verbessert die Durchblutung von Herzkranzgefäßen und Herzmuskel, hat eine antiarrhythmische Wirkung und ist deshalb bei Herz- und Kreislaufschwäche von Vorteil. Gesichert gilt die Wirkung bei leichter Herzmuskelschwäche (entsprechend Stadium II nach NYHA).

- Senkt den Blutdruck, aber nur wenn er erhöht ist.
- Hilft bei Müdigkeit, Leistungsschwäche und Spontanschweiß durch Erschöpfung.
- Wirkt als Nerventonikum bei emotionaler Labilität, bei depressiven Verstimmungen, leichten Angstzuständen sowie bei Konzentrationsstörungen. Für Kinder und Teenager bei Aufmerksamkeitsdefiziten (ADHS/ADS) geeignet.
- Hat sich als schlafförderndes Sedativum bei Herzneurosen mit funktionellen Herzbeschwerden bewährt.
- Die Früchte entgiften durch ihren hohen Gehalt an Triterpenen den Körper von postinfektiös belastenden Bakterientoxinen, wirken entzündungshemmend und führen zu einer Senkung der Blutfettwerte.

ANWENDUNG

Dosierung: 1–5 g getrocknete Blätter mit Blüten als Tee, 100–500 mg standardisierte Fertigextrakte oder 3 x 10 ml Heilpflanzensaft
Einnahme: Bis zu dreimal täglich unabhängig von den Mahlzeiten. Weißdorn ist für eine langfristige Anwendung geeignet und zeigt seine heilbringende Wirkung oft erst nach mehreren Wochen.
Nebenwirkungen: Sehr selten kommen milde Nebenwirkungen, wie etwa leichte Magen-Darm-Beschwerden oder ein leichtes Schwächegefühl vor.
Besondere Hinweise: Gegenanzeigen sind nicht bekannt. Wechselwirkungen mit Herzmedikamenten (vor allem Herzglykosiden) werden diskutiert.
Fertigpräparate: Heilpflanzensaft, Elixier, Kräutertropfen, Tabletten, Tee, Kapseln

Weißdorn beugt Herz-Kreislauf-Beschwerden vor und ist unter anderem als Heilpflanzensaft erhältlich.

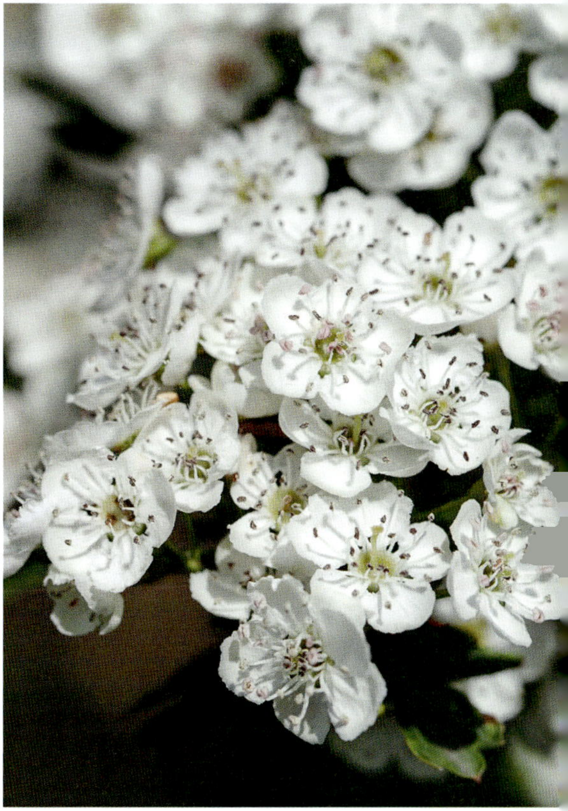

AUF EINEN BLICK

Hier finden Sie in komprimierter Form noch einmal Antworten auf die wichtigsten Fragen rund um die Anwendung und den Kauf von Adaptogenen.

FÜR WEN SIND ADAPTOGENE BESONDERS HILFREICH?

- Für Menschen mit einer erhöhten Stressbelastung im Beruf oder Privatleben.
- Für Schüler, Auszubildende und Studierende, die ihr Lernvermögen steigern und den Wissensabruf maximieren möchten.
- Für ältere Menschen, die würdevoll und möglichst beschwerdefrei altern wollen.
- Für chronisch Kranke, die ihren Heilungsprozess ankurbeln möchten.
- Für Menschen in der Rekonvaleszenz.
- Für Sportler, die ihre Ausdauer erhöhen und die Regeneration nach dem Sport beschleunigen möchten.
- Für gesunde Menschen, die ihre Lebensqualität steigern und optimieren wollen.

WAS MUSS ICH BEIM KAUF BEACHTEN?

Seien Sie kritisch bei der Qualität der Produkte. In Deutschland sind die Anforderungen an Nahrungsergänzungsmittel und Arzneien hoch. Bei Produkten aus dem Ausland ist Vorsicht geboten. Achten Sie auf Biozertifizierung und umfassende Angaben zu Inhaltsstoffen, Mengen, Einnahme und Mindesthaltbarkeitsdatum. Je nach Präparat betragen die Kosten für eine Monatspackung ungefähr 20 bis 40 Euro. Ihr Apotheker informiert Sie kompetent und unabhängig über die Qualität einzelner Produkte.

MÜSSEN ES IMMER PILLEN SEIN?

Nein. Sie können viele Adaptogene als Tee oder Tinktur zubereiten (**siehe Seite 112**) oder als Pulver in Wasser, Säfte, Smoothies, Joghurt, Müsli oder den Porridge einrühren und so in Ihren Speiseplan integrieren.

WANN WIRKEN ADAPTOGENE?

Während einige Pflanzenzubereitungen sehr schnell wirken, aber weniger nachhaltig sind, gibt es andere, die ihr Wirkspektrum erst nach Tagen oder Wochen so richtig entfalten. Denken Sie an die leicht anregende Wirkung einer Tasse Grüntee, die schon nach 20 Minuten spürbar sein kann, aber nach Stunden wieder abklingt. Auch die stärkende Kraft der Rosenwurz spüren einige Menschen schon nach einem Tag. Dagegen gehört Ginseng zu den Pflanzen mit langfristiger Wirkung. Der Langzeiteffekt wird oft durch viele in Kombination wirkende Inhaltsstoffe erzielt. Auch

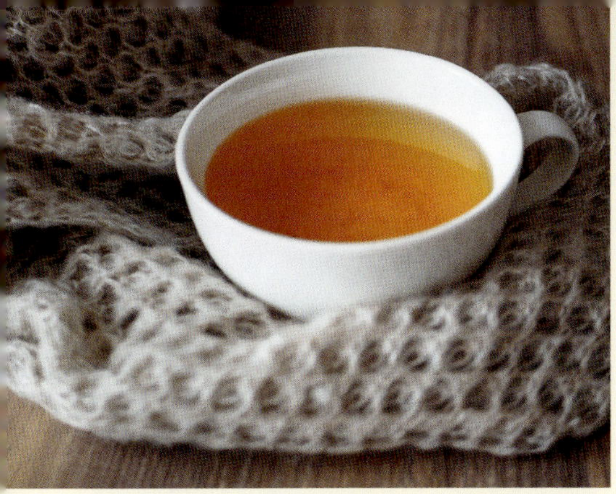

Ihr körperliches und seelisches Befinden, Ihre Vorerkrankungen und Ihre Sensibilität spielen eine Rolle.

VERTRAGEN SICH ADAPTOGENE MIT MEINEN MEDIKAMENTEN?

Adaptogene sind kein Ersatz für spezifisch wirkende Medikamente, die Sie bei schweren Erkrankungen benötigen. Sie können jedoch oftmals die Medikation und damit den Heilungsprozess unterstützen. Befragen Sie Ihren Arzt, Heilpraktiker oder Apotheker, welche Adaptogene mit Ihrer individuell benötigten Medikation kompatibel sind.

WIE KANN ICH DIE ADAPTOGENE WIRKUNG UNTERSTÜTZEN?

Es liegt auf der Hand, dass dabei individuelle Lebensgewohnheiten und auch die Ernährung eine Rolle spielen. Wenn Sie sich selten bewegen, viel rauchen oder sich von Fast Food ernähren, dann ist das Ihrer Gesundheit nicht zuträglich und kann kaum durch Adaptogene kompensiert werden.

Also: Gehen Sie in die Natur, essen Sie viel frisches Obst und Gemüse und achten Sie auf eine gesunde Lebensweise. Damit geben Sie dann auch den Adaptogenen eine Chance.

SIND ADAPTOGENE IM LEISTUNGSSPORT ERLAUBT?

Nahrungsergänzungsmittel gehören zum Alltag von Athleten. Verunreinigungen in diesen Produkten schädigen sowohl das Ansehen der Sportler als auch das der Hersteller. Normalerweise enthalten adaptogene Produkte keine unerlaubten dopingrelevanten Stoffe. Einige Hersteller verweisen sogar auf die Unbedenklichkeit ihrer Produkte im Leistungssport. Bei Angeboten im Internethandel sind jedoch nicht deklarierte und illegale Substanzen nicht auszuschließen. Im Zweifel befragen Sie Ihren Arzt oder Apotheker. Zudem hilft ein Blick in die »Kölner Liste®«, die Nahrungsergänzungsmittel aufführt, die auf Dopingsubstanzen getestet wurden.

IST EINE PROPHYLAKTISCHE EINNAHME MÖGLICH?

Ein Adaptogen zeigt erst bei entsprechender Herausforderung wie beispielsweise einer Stresssituation in der Widerstandsphase (**siehe Seite 14**) seine volle Wirkung. Doch kann die prophylaktische Anwendung auch sinnvoll sein. Denn Adaptogene verbessern Stoffwechselprozesse, stärken das Immunsystem und verlangsamen durch die antioxidative Wirkung den biologischen Alterungsprozess.

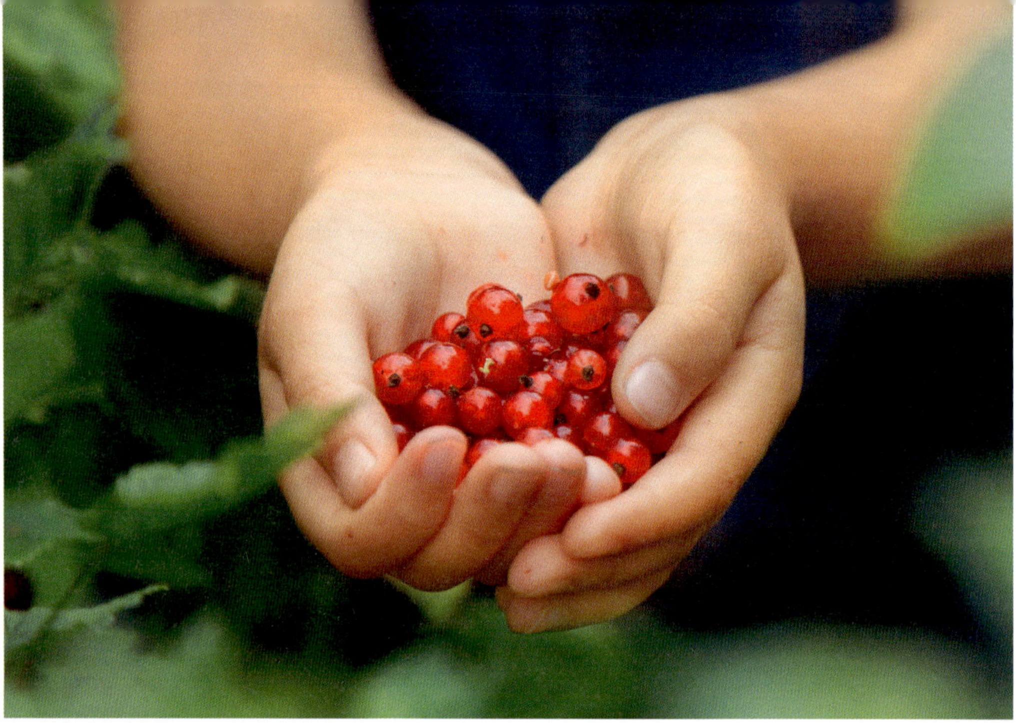

GUT KOMBINIERT: ADAPTOGENE UND MIKRONÄHRSTOFFE

Eine vollwertige Ernährung mit frischem Obst und Gemüse sowie hochwertigem Eiweiß und gesunden Fetten ist der erste Schritt, um den erhöhten Energiebedarf in einer Stresssituation zu befriedigen. Streichen Sie Fast Food, Koffein und industriell verarbeitete Lebensmittel so weit wie möglich von Ihrem Speiseplan. Wenn Sie zusätzlich Adaptogene zu sich nehmen, können Sie damit mildere Formen einer Nebennierenschwäche **(siehe Seite 80)** ausgleichen. Bei schweren Formen ist eine ergänzende Einnahme von Nährstoffen empfehlenswert. Eine Nahrungsergänzung mit Mikronährstoffen kann individuelle Defizite ausgleichen. So wird zum Beispiel Magnesium, eingenommen in Kombination mit einem Adaptogen wie Rosenwurz, dazu beitragen, dass sich ein überbeanspruchter

Muskel schneller regeneriert. Wechselwirkungen sind bisher nicht bekannt. Welche Mikronährstoffe in stressigen Zeiten hilfreich sind, um die leeren Akkus wieder aufzuladen, erfahren Sie auf den folgenden Seiten.

NÄHRSTOFFE FÜR DIE NEBENNIEREN

Die Nebennieren sind, wie wir gesehen haben, das zentrale Stressorgan. Ihre Funktionstüchtigkeit ist entscheidend für Stressregulation, Blutdruck und Immunsystem.

Magnesium – Anti-Stress-Mineral

Stress und Magnesium stehen in engem Zusammenhang. In körperlichen wie auch psychischen Belastungssituationen wird im Organismus vermehrt Magnesium verbraucht und gleichzeitig wird über Urin oder Schweiß vermehrt Magnesium ausgeschieden. Gerade in stressigen Zeiten ist eine ausreichende Magnesiumversorgung aber wichtig, denn der Mineralstoff reduziert nicht nur die Freisetzung der Stresshormone Adrenalin und Cortisol in den Nebennieren, sondern hat auch einen stabilisierenden Effekt auf die Reizweiterleitung der Nerven. Deshalb sollten Sie bei Stress magnesiumhaltige Lebensmittel wie Nüsse, Samen und Schokolade mit viel Kakao verzehren. Kann der Mangel so nicht ausgeglichen werden, helfen Magnesiumprodukte. Pro Tag kann eine Zufuhr von 300–500 Milligramm Magnesium sinnvoll sein.

AUF BIOVERFÜGBARKEIT ACHTEN

Magnesium wird nicht als Reinsubstanz, sondern in Form von Magnesiumverbindungen (organisch oder anorganisch) im Handel angeboten. Anorganische Magnesiumverbindungen wie Magnesiumcarbonat und Magnesiumoxid können weniger gut verstoffwechselt werden als organische Magnesiumverbindungen. Dazu zählen Magnesiumaspartat, -citrat, oder -odorat. Letztere haben eine bessere Bioverfügbarkeit, können also leichter vom Köper aufgenommen werden. Für die tägliche Einnahme empfehle ich einen Magnesium-Komplex mit mehreren Verbindungen (Beispielpräparat: Magnesium-Loges®).

B-Vitamine – für starke Nerven

Acht B-Vitamine bilden zusammen den Vitamin-B-Komplex. Dabei handelt es sich um lebensnotwendige Stoffe, die der Körper selbst nicht herstellen kann. Und obendrein können wir die meisten davon auch nicht speichern. Jedes B-Vitamin hat spezifische Aufgaben. So sind einige an der Blutbildung beteiligt, andere benötigen wir für Stoffwechselprozesse oder als Bestandteile von Enzymen. Wichtig sind in diesem Zusammenhang die Hormonbildung und die schützende Funktion für die Nerven. Fleisch, Fisch und Vollkornprodukte sind natürliche Quellen für die Vitamine des B-Komplexes. In stressigen Zeiten entsteht jedoch ein Mehrbedarf, der sich durch die Nahrung meist nicht mehr decken lässt. Müdigkeit, geringe Leistung und ein geschwächtes Nervensystem sind erste Mangelhinweise. Eine Unterversorgung lässt die Nerven blank liegen. Da die Wirkungen aller B-Vitamine miteinander verwoben sind, ist die Einnahme eines Vitamin-B-Komplexes in Tablettenform sinnvoll. Dosierung nach Packungsangabe. (Beispielpräparate: Vitamin B-Loges® komplett oder Salus® Vitamin-B-Komplex Kapseln)

ANTIOXIDANZIEN

Bei physischem und/oder emotionalem Stress kommt es vermehrt zu Oxidationsprozessen im Körper und damit zu einer Stoffwechselsituation mit verstärkter Bildung freier Radikale **(siehe Seite 33)**. Solange Sie jedoch über genügend Antioxidanzien verfügen, wird die Balance aufrechterhalten.

Vitamin C – vermindert die Stressantwort

Sicher kennen Sie Vitamin C als Schlüsselelement zur Vorbeugung von Erkältungskrankheiten. Doch Vitamin C ist auch unverzichtbar für die Hormonproduktion, etwa von Cortisol, und reduziert oxidativen Stress, der bei einer starken Belastung entsteht und zu vermehrter Bildung freier Radikale führt. Im Gegensatz zu den meisten Tieren können wir Vitamin C nicht selbst herstellen. Eine Extraportion davon wird uns bei einer starken nervlichen und körperlichen Belastung aber richtig guttun. Reine Ascorbinsäure **(siehe Seite 49)** kann allerdings den Magen-Darm-Trakt reizen. Das volle Potenzial dieses Antioxidans steckt in Vitamin-C-reichen Obstsorten wie Acerola-Kirschen, Sanddorn, Schwarzen Johannisbeeren oder Hagebutten. Trinken Sie beispielsweise täglich über mehrere Wochen 100 ml Schwarzen Johannisbeersaft oder rühren Sie 1–2 TL Hagebutten- oder Acerolapulver in Joghurt ein. (Beispielpräparat: Bio Acerola Pulver von Terra Elements)

Vitamin D – eine Hormonvorstufe

Das sogenannte Sonnenvitamin ist im Grunde genommen eine Hormonvorstufe. Mithilfe von Sonnenstrahlen kann der Körper über die Haut, die Leber und die Nieren selbst Vitamin D_3 herstellen. Es steuert nicht nur den Knochenaufbau, sondern ist für die reibungslose Funktion fast aller Organe nötig. Außerdem reguliert es den Aufbau anderer Hormone. In den Nebennieren lenkt Vitamin D ein Enzym, das die Produktion von Adrenalin und Noradrenalin regelt. Diese beeinflussen die Stimmung, die Vitalität und die Fähigkeit zum Stress-Management. Ein Vitamin-D-Mangel kann zu anhaltender Erschöpfung und chronischer Müdigkeit führen. Vitamin-D-Mangelzustände sind in unseren Breitengraden sehr

häufig, vor allem in den Wintermonaten. Lebensmittel wie Seefisch, Eier und Milchprodukte liefern zwar etwas Vitamin D, jedoch nicht genug, um die leeren Speicher ausreichend aufzufüllen.
Eine Substitution von bis zu 4000 I. E. (Internationale Einheiten, entspricht ca. 100 Mikrogramm) gilt nach derzeitigen Erkenntnissen als sicher. Vitamin D können Sie in Form ölhaltiger Kapseln oder als Tropfen einnehmen. (Beispielpräparat: Vitamin D_3 Pure Encapsulations® – 1 Tropfen = 1000 I. E.)

Vitamin E – schützt die Zellen

Das fettlösliche Vitamin kann der Körper nicht selbst herstellen. Es schützt die Zellen vor freien Radikalen und hemmt Entzündungsprozesse. Natürliche Vorkommen sind Sonnenblumen- und Weizenkeimöl sowie dunkelgrünes Gemüse (Spinat, Brokkoli).
Bereits 2 EL Sonnenblumenöl oder 1 TL Weizenkeimöl decken den Vitamin-E-Tagesbedarf eines Erwachsenen.

Selen – unterstüzt die Drüsen

Dieses Spurenelement schützt unsere Zellen vor Schäden durch Sauerstoffradikale und somit vor oxidativen Stress. Die Schilddrüse und das Immunsystem sind ebenso auf ausreichend Selen angewiesen wie die Keimdrüsen. Speicherorte für Selen sind alle Hormondrüsen einschließlich der Nebennieren. Eine Unterversorgung ist relativ häufig. Besonders reich an Selen sind Paranüsse, die zudem mit B-Vitaminen und hochwertigen Fettsäuren punkten. Nur vier dieser schmackhaften Nüsse decken den täglichen Selenbedarf eines Erwachsenen. Nahrungsergänzungsmittel empfehle ich in diesem Fall nur bei Unverträglichkeit von Paranüssen. Die Nüsse haben den Vorteil, dass sie auch B-Vitamine und hochwertige Fettsäuren liefern. Das leistet kein Nahrungsergänzungsmittel.

Zink – ein Multitalent in Sachen Stoffwechsel

Das Spurenelement Zink steuert die Aktivität von mehreren hundert Enzymen. Es reguliert unter anderem den Säure-Basen-Haushalt, stabilisiert DNA-Strukturen und stärkt das Immunsystem. Jede körperliche Beanspruchung sowie Stress gehen zwangsläufig mit einem erhöhten Stoffwechsel und damit zugleich mit einem erhöhten Zinkbedarf einher.
Hülsenfrüchte, Samen, Vollkornprodukte, Garnelen und Austern enthalten viel Zink. Zinkmangel kommt häufig vor, lässt sich aber schlecht im Blut bestimmen, da das Spurenelement vorwiegend im Gewebe gespeichert wird. Haarausfall, unreine Haut, Infektanfälligkeit und eine schlechte Spermienqualität sind Symptome, die auf einen Mangel hindeuten. Im Zweifel lassen Sie sich von Ihrem Apotheker, Arzt oder Heilpraktiker beraten. Zink sollten Sie in Tablettenform etwa 30–60 Minuten vor dem Essen einnehmen.
Dosierung: 10–20 mg Zinkaspartat (Beispielpräparat: Unizink 50 Fa. Köhler).

AMINOSÄUREN & CO.

Die Grundbausteine von Eiweißen werden Aminosäuren genannt. Von den 20 Aminosäuren sind einige essenziell (lebensnotwendig), andere nicht essenziell.
Ohne sie läuft in unserem Körper gar nichts. Sämtliche Zellen, Antikörper, Enzyme und Hormone bestehen aus Aminosäuren.

L-Arginin – gute Durchblutung

In geringem Umfang kann der Körper selbst L-Arginin herstellen. Es gehört zu den semiessenziellen Aminosäuren. Sportler nehmen diese Aminosäure gern ein, da sie die Sauerstoffaufnahme verbessert, die Blutgefäße etwas erweitert und für geschmeidige Arterien sorgt. Nüsse, Kerne, Fisch und Geflügel sind natürliche Quellen. Alternativ: Einnahme in Kapselform zwischen den Mahlzeiten. Tagesdosis: bis zu 2000 mg (Beispielpräparat: L-Arginin Pure Encapsulations®).

L-Carnitin – mehr Energie

Der vitaminähnliche Wirkstoff ist eine Aminosäurenverbindung aus Methionin und Lysin. Vorrangig transportiert er Fettsäuren zur Energiegewinnung in die Muskelzellen. Er ist bei Sportlern und Figurbewussten beliebt und für jene von Vorteil, die mehr Energie und Power bekommen möchten sowie eine schnellere Regeneration anstreben. Vegetarier und Veganer können unter Umständen einen Mangel entwickeln, da L-Carnitin in großen Mengen in rotem Fleisch, insbesondere in Schaf- und Lammfleisch vorkommt. Einnahme in Kapselform, morgens oder vor dem Training mit ausreichend Flüssigkeit. Dosierung: bis zu 3600 mg täglich (Beispielpräparat: L-Carnitin von Foodspring®).

L-Tryptophan – gesunder Schlaf

Die essenzielle Aminosäure wird nicht im Körper hergestellt, muss über die Nahrung aufgenommen werden und wird zur Bildung von Serotonin und Melatonin gebraucht. Diese Substanzen fördern das Ein- und Durchschlafen. Serotonin erhöht zudem die Stressresistenz und reduziert Gemütsschwankungen. Proteinreiche Lebensmittel wie Sojabohnen, Eier und Milchprodukte haben einen vergleichsweise hohen Gehalt an dieser Aminosäure. Einnahme mit etwas Wasser als Pulver oder Kapsel 30 Minuten vor oder 2 Stunden nach einer Mahlzeit. Dosierung: 500 mg L-Tryptophan pro Tag (Beispielpräparat: L-Tryptophan von Nature Power).

L-Tyrosin – für Kopfarbeiter

Die nicht essenzielle Aminosäure ist ein Neurotransmitterbaustein für Dopamin, Adrenalin und Noradrenalin sowie die Schilddrüsen-Hormone T3 und T4. Ein Mangel bewirkt Abgeschlagenheit und Erschöpfung. L-Tyrosin wirkt besonders auf das Gedächtnis, die Konzentration und die Aufmerksamkeit, weshalb besonders geistig arbeitende Menschen von dieser Aminosäure profitieren. Einnahme als Kapsel zwischen den Mahlzeiten. Tagesdosis:

bis 500 mg, nicht anwenden bei einer Schilddrüsenüberfunktion oder bei Einnahme von sogenannten MAO-Hemmern (Antidepressiva), (Beispielpräparat: L-Tyrosin von Pure Encapsulations®).

COENZYME

Sogenannte Coenzyme sind für die Funktion bestimmter Enzyme im Körper notwendig. Sie binden sich an das Enzym, aktivieren es und verändern seine Reaktion. Unverzichtbar sind Enzyme beim Abbau von Giftstoffen. Enzymdefekte bewirken Hormonstörungen.

Alpha-Liponsäure – bremst Alterungsprozesse

Alpha-Liponsäure ist ein wichtiger Adaptogenbegleiter und ein mächtiges Antioxidans. Es bekämpft freie Radikale, die im Körper Schäden anrichten und der Hauptgrund für Degeneration und weniger Leistungskraft sind. Und es hat die Fähigkeit, andere Antioxidanzien zu reaktivieren.

Ein gestörter Energiestoffwechsel in den Mitochondrien, wie er bei chronischer Erschöpfung vorkommt, wird durch die Alpha-Liponsäure enorm angeregt. In Innereien kommt vergleichsweise viel Liponsäure vor, sie werden jedoch heutzutage kaum noch gegessen. Lieferanten mit geringeren Mengen sind Kartoffeln, Karotten, Rote Beten und Brokkoli. Die Einnahme erfolgt deshalb am besten in Kapselform. Dosierung: 1–2 Kapseln täglich, 1–2 Stunden vor dem Essen (Beispielpräparat: Alpha-Liponsäure von Sunday Natural).

Coenzym Q10 – pusht die Zellen

Zur Energieproduktion in den Mitochondrien wird zudem das Coenzym Q10 – auch Ubichinon-10 genannt – gebraucht. Es wird einerseits über die Nahrung aufgenommen, anderseits auch vom Körper selbst produziert. Mit zunehmendem Alter nimmt die Produktion jedoch ab. Das Coenzym Q10 ist wichtig für die Bildung von ATP (Adenosintriphosphat) und damit ein Energiebooster. Kleine Mengen findet man in Fleisch, Fisch und Eiern. Wechselwirkungen mit Medikamenten und Substanzen (unter anderem Blutgerinnungshemmer, Statine, Betablocker, Antidiabetika, Alkohol) sind möglich. Einnahme in Kapselform vor dem Essen. Dosierung: 1-mal täglich 100 mg Ubichinon (Beispielpräparat: Coenzym Q10 von Sunday Natural).

Defizite ausgleichen: Nahrungsergänzungsmittel liefern wichtige Nährstoffe schnell und unkompliziert.

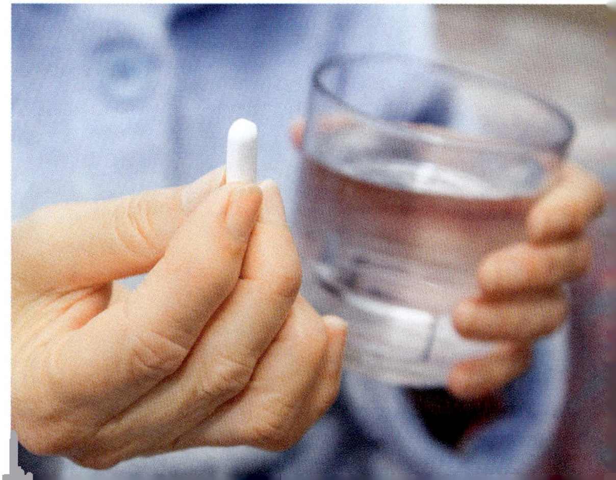

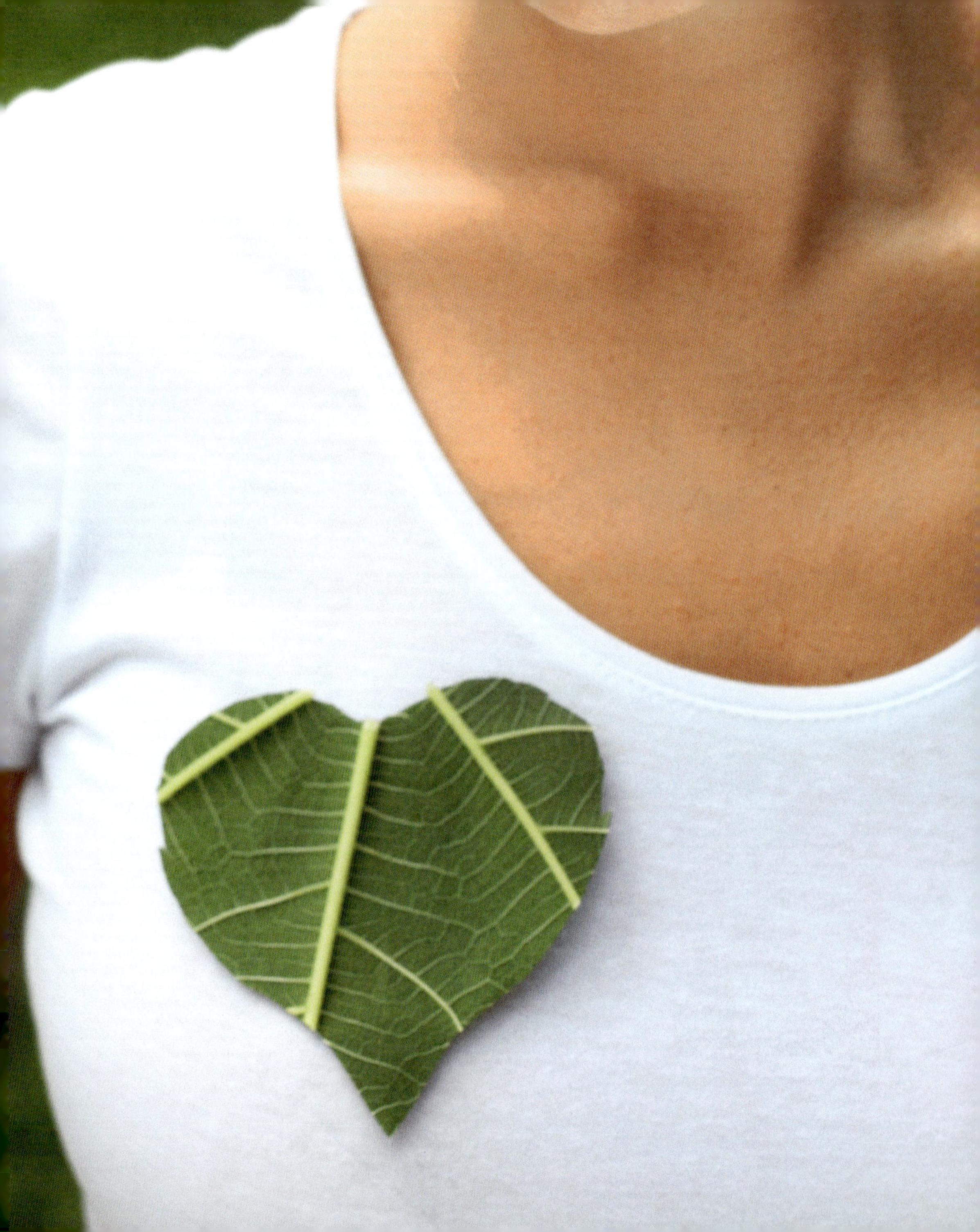

NATÜRLICH BEHANDELN

Mit bewährten Rezepten und der sanften Naturheilkunde
können Sie sich bei vielen Beschwerden unkompliziert selbst helfen.
Vertrauen Sie auf die Kraft der Natur.

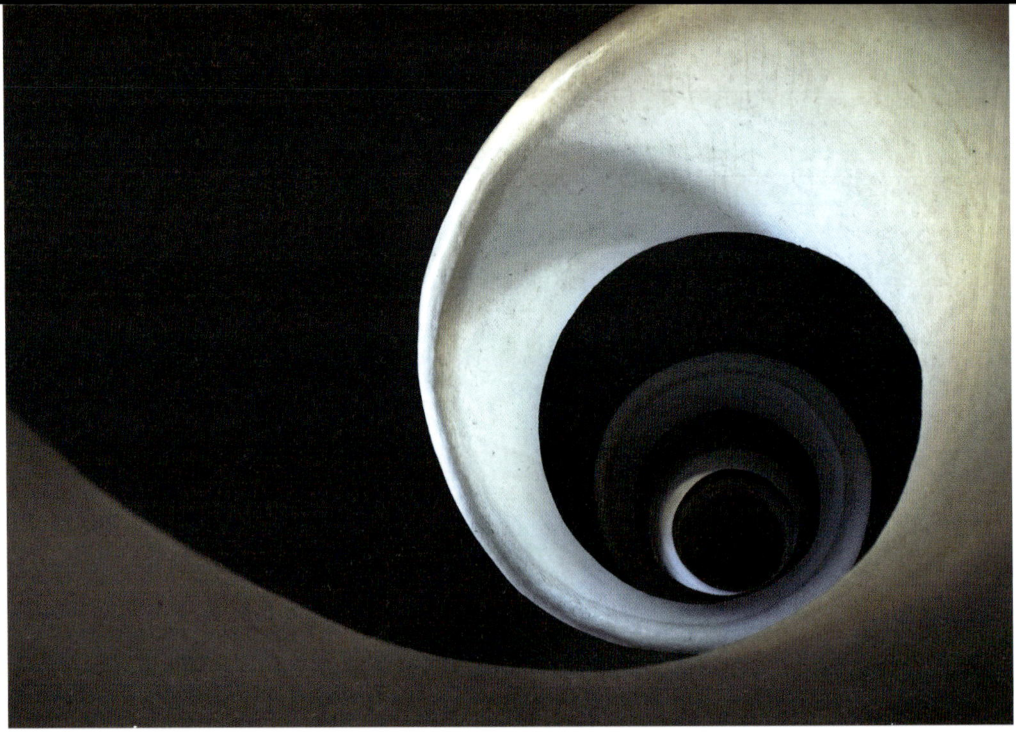

KÖRPERLICHER UND SEELISCHER DRUCK

Druck von allen Seiten, Sorgen, Nervosität, schlechter Schlaf – all das treibt uns in eine Spirale der Anspannung, aus der es manchmal kaum einen Ausweg zu geben scheint. Greifen Sie trotzdem nicht gleich zu Medikamenten, wenn Sie sich überfordert fühlen. Nervöse Spannungs- und Unruhezustände stehen in den naturheilkundlichen Praxen auf der Tagesordnung. Gerade in schwierigen Zeiten, in denen Sie außergewöhnlichen Anforderungen ausgesetzt sind und häufig unter Stress stehen, können Adaptogene die Retter in der Not sein. Lesen Sie, welche Pflanzen dann besonders hilfreich sind, welche Fertigpräparate es gibt und wie Sie Pflanzen und Präparate in Ihre Ernährung integrieren können, sei es mit einem beruhigenden Tee oder einem gesunden Wildgemüse.

EHE SIE MIT DER BEHANDLUNG BEGINNEN …

Jeder Mensch reagiert anders – auch auf Adaptogene. Tasten Sie sich behutsam an die für Sie passenden Heilpflanzen und Dosierungen heran.

AUSWAHL DER ADAPTOGENE

Auch wenn Adaptogene auf alle Körperbereiche wirken, haben sie doch unterschiedliche Spezialgebiete. Manche verbessern vor allem die Leistungsfähigkeit bei Erschöpfung, andere beruhigen die Nerven oder fördern die Konzentration. Deshalb ist es wichtig, das zu Ihrem individuell benötigten Wirkschwerpunkt passende Adaptogen zu wählen.

KOMBINATIONEN

Natürlich können Sie mehrere Adaptogene kombinieren oder Kombipräparate kaufen. Um die spezielle Wirkung einzelner Pflanzen zu spüren und eventuelle Unverträglichkeiten zuordnen zu können, ist zum Einstieg jedoch das Rotationsverfahren empfehlenswert. Das heißt, Sie nehmen 14 Tage bis maximal 4 Wochen ein Mittel ein und beginnen dann erst mit dem nächsten Mittel.

FACHLICHER RAT

Bei schwerwiegenden gesundheitlichen Problemen sowie bei einer gleichzeitigen Einnahme von Medikamenten sollten Sie vor der Anwendung von Adaptogenen einen erfahrenen Arzt konsultieren. So sollte Ginseng nicht bei Diabetes, Süßholz nicht bei Bluthochdruck und Eleutherococcus nicht bei Autoimmunerkrankungen eingenommen werden. Suchen Sie auch fachlichen Rat, wenn Sie schwanger sind oder gerade stillen.

DOSIERUNG

Am Ende der Pflanzensteckbriefe ab **Seite 42** finden Sie Dosierungshinweise. Beachten Sie jedoch, dass die individuelle Toleranzschwelle unterschiedlich sein kann. So werden Sie bei Unterdosierung kaum eine Besserung bemerken, eine Überdosierung kann jedoch zu Reizbarkeit oder Unruhe führen. Dann sollten Sie die Dosis halbieren und beobachten, wie Ihr Körper reagiert. Suchen Sie im Zweifel Rat bei einem naturkundlich orientierten Arzt, Heilpraktiker oder Apotheker.

EINNAHMEZEIT

Die meisten Adaptogene können Sie zu jeder Tageszeit anwenden. Anregende Pflanzen wie Rosenwurz, Grüntee oder Ginseng sollten Sie allerdings eher morgens, schlafbringende wie Ashwagandha eher abends einnehmen.

STRESS

Wir können nicht jedem Stress aus dem Weg gehen. Wenn wir die »Kampf-oder-Flucht«-Reaktion aber regelmäßig erleben, der alltägliche Stress ausufert und wir gar nicht mehr abschalten können, führt das langfristig zu chronischen Erkrankungen. Adaptogene fördern die Selbstheilungskräfte und stellen die Homöostase (**siehe Seite 12**) wieder her. So stärken beispielsweise Ashwagandha, Rosenwurz, Süßholz, Maca, Tulsi oder Cordyceps die hormonelle (endokrine) Gesundheit und kräftigen somit die Funktion der Nebennieren und der Hypophyse, die für die Regulation wichtiger Stresshormone zuständig sind. Dadurch erhöht sich unsere Fähigkeit, uns an Stresssituationen anzupassen. Davon profitieren alle Menschen mit Überlastungen bis hin zum Burn-out. Für Patienten, deren Nebennieren durch eine langfristige Cortisoneinnahme erschöpft sind, kann Süßholz hilfreich sein, weil es die körpereigene Cortisolbildung anregt. Beachten Sie jedoch die Gegenanzeigen (**siehe Seite 62**).

HEILPFLANZEN

- Ashwagandha (**siehe Seite 42**) als Kapseln, Tinktur, Pulver, Kombipräparate
- Cordyceps (**siehe Seite 45**) als Kapseln, Extrakt, Pulver
- Eleutherococcus (**siehe Seite 46**) als Fluidextrakt, Kapseln, geschnittene Wurzel
- Ginseng (**siehe Seite 47**) als Kapseln, Wurzel, Extrakt, Pulver, Trinkampullen
- Heiliges Basilikum (**siehe Seite 52**) gepulvert in Kapseln oder lose, als Tee und Blättersaft
- Kurkuma (**siehe Seite 53**) als Kapseln mit und ohne Piperin, Tropfen, Extrakt, Wurzelpulver
- Maca (**siehe Seite 54**) als Kapseln, Pulver, Extrakt
- Rosenwurz (**siehe Seite 57**) als Kapseln, geschnittene Wurzel, Pulver, Extrakt, Mono- und Kombipräparate
- Süßholz (**siehe Seite 60**) als Tee, Kapseln, Saft

FERTIGPRÄPARATE

Monopräparate:

- Ashwagandha-Kapseln (Kräuterhaus Sanct Bernhard), Vitalpilz Cordyceps Pulver oder Kapseln (Pilze Wohlrab), Eleu Curarina® Tropfen (Harras Pharma), Taigawurzel geschnitten (NaturKräuter), Ginsengkapseln, Ginsengwurzeln (Florapharm), Bio Tulsi Pulver (Terra Elements), Dr. Groß Bio Tulsitee, Tulsi Saft (TopOp), curcumin-Loges® Kapseln (Loges), Curcuma Tropfen (Dr. Schulz®), Bio-Maca-Pulver (Kräuterhaus Sanct Bernhard), rhodioLoges® (Loges), Rosenwurz (Wurzel) geschnitten (Krauterie), Süssholzwurzel Tee (Bombastus), Süßholzwurzelpulver, Süßholzsaft (Jura Pharm. Fabrik Gollwitzer KG)

Kombipräparate:

- Dr. Jacob's® Nervenstark, NNR Tabletten, (Mix aus Rosenwurz, Reishi, Ashwagandha

und B-Vitaminen für ein starkes Nervensystem und mehr Gelassenheit)
- Inner Balance mit Ashwagandha KSM-66 (Mix aus Ashwagandha, Rhodiola, Ginkgo, Pantothensäure, Folsäure und Zink zur Verringerung von Stress, zur psychischen Gesundheit und Entspannung)
- Maca 350 mg GPH Kapseln (Gall Pharma, Mix aus Macapulver, B-Vitaminen und Zink für die Funktion des Nervensystems und des Energiestoffwechsels)
- Bio Rhodiola Kapseln (Raab Vitalfood, Mix aus Rhodiola und Vitamin C aus der Acerolakirsche zur Anwendung bei Stress, Müdigkeit, Erschöpfung)
- Rosenwurz Kapseln 200 mg (Avitale, Mix aus Rosenwurz, Magnesium und Vitamin B_1 zur Regulierung des Nervensystems und zur Verringerung von Müdigkeit)

REZEPTE

KURKUMA LATTE

ENERGIE FÜR KÖRPER UND GEIST

600–800 ml Milch oder Pflanzenmilch zusammen mit 4 Kapseln Curcumin mit Piperin (alternativ 4 g gemahlene Kurkuma mit etwas Pfeffer gewürzt), 1–2 Msp. gemahlenem Zimt, 1–2 Msp. gemahlenem Kardamom sowie 1 Msp. frischem, sehr fein geriebenem Ingwer in einen Topf geben und kurz aufkochen lassen. 2 Min. bei geringer Hitze köcheln lassen, dann mit einem Schneebesen oder einem Milchaufschäumer aufschäumen. Auf vier Gläser verteilen und mit ½ TL Honig oder Agavensirup gesüßt genießen.

Variante für die warme Jahreszeit: Die goldgelbe Milch abkühlen lassen und mit 1–2 Eiswürfeln gekühlt servieren.

GINSENG-TEE

HILFE BEI STRESSINTOLERANZ

Entweder eine geöffnete Kapsel Ginseng oder 1 TL sehr fein geschnittene Ginsengwurzel mit siedendem Wasser überbrühen und den Sud 10–20 Min. ziehen lassen, dann abseihen. Den Tee nach Belieben mit etwas Honig süßen.

Hinweis: Bitte beachten Sie, dass sehr günstige Ginsengpräparate oft unterdosiert sind.

WAS SIE ZUSÄTZLICH TUN KÖNNEN

- Eine ausgewogene Ernährung mit Vitaminen, Mineralstoffen, Ballaststoffen und wertvollen Fetten ist grundsätzlich das A und O für die Gesundheit. Essen Sie viel frisches Obst, Gemüse und Nüsse. Sie sind bei Stress ideal. Adaptogene sind kein Ersatz für eine unausgewogene Ernährung!
- Moderate Bewegung oder moderater Sport sowie Spaziergänge in der freien Natur oder im Wald entspannen enorm. In Japan gilt »Waldbaden« als Medizin.
- Achten Sie auf ausreichend Tageslicht, um die Vitamin-D_3-Produktion **(siehe Seite 68)** anzukurbeln.

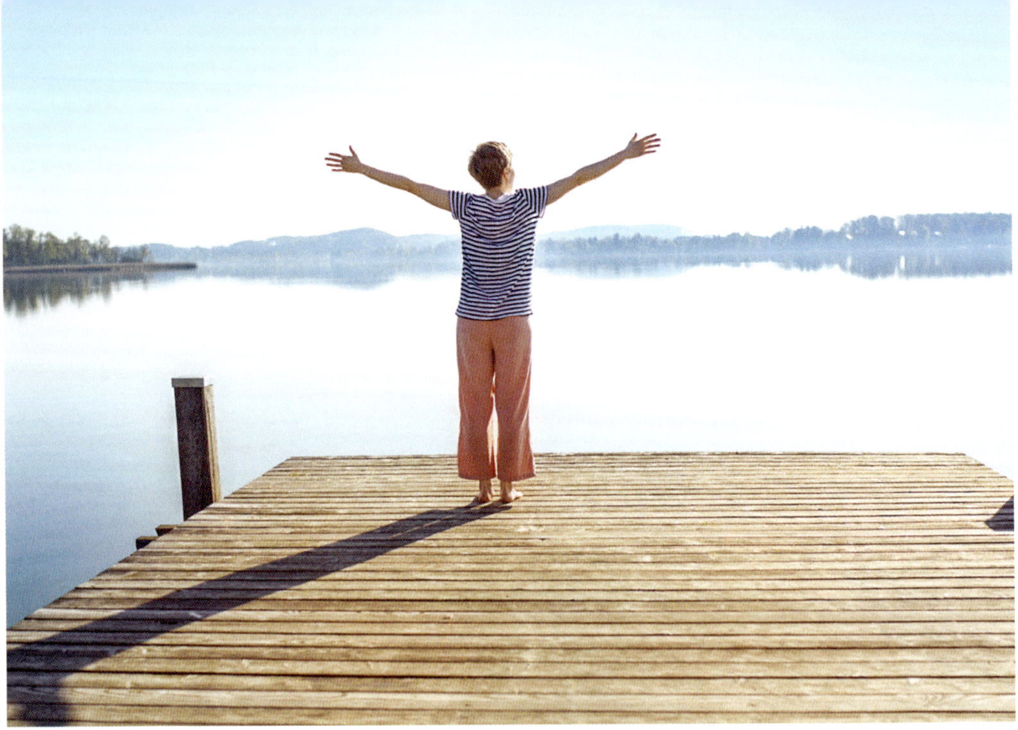

Freiräume schaffen: Nehmen Sie sich regelmäßig Zeit zum Durchatmen!

FERTIGPRÄPARATE – EINE AUSWAHL

Die Fertigpräparate aus Adaptogenen, die ich Ihnen auf den folgenden Seiten empfehle, sind eine Auswahl. Es gibt meistens auch noch andere Zubereitungsformen sowie qualitativ gleichwertige Zubereitungen von anderen Herstellern. Ein naturkundlich bewanderter Apotheker berät Sie gern bei der Frage, welches Mittel für Sie die optimale Wahl ist. Lesen Sie zudem stets die Packungsbeilage genau durch und halten Sie sich an die empfohlene Dosierung!

- Entspannungstechniken: Autogenes Training, Meditationen, Progressive Muskelentspannung nach Jacobson oder Yoga verhelfen Ihnen zu einer positiven Körperwahrnehmung und einem insgesamt entspannten Lebensgefühl.
- Überladen Sie Ihren Alltag nicht mit Terminen. Freiräume sind wichtig. Trauen Sie sich, auch einmal »nein« zu sagen, oder delegieren Sie Arbeiten an andere.
- Setzen Sie Erwartungen an sich selbst nicht zu hoch und lassen Sie den Perfektionismus hinter sich. So entsteht wieder mehr Freiraum für Hobbys, für die Familie und für Freunde.

PERSÖNLICHER STRESSTEST

Beantworten Sie die folgenden Fragen und finden Sie unkompliziert heraus, ob Sie unter Stress leiden.

Haben Sie eine Mehrfachbelastung durch Beruf, Familie oder andere Verpflichtungen?

- nie ☐
- ab und zu ☐
- täglich ☐

Fällt es Ihnen schwer, abends abzuschalten?

- nie ☐
- ab und zu ☐
- täglich ☐

Haben Sie Probleme mit dem Schlaf, sind Sie trotz Schlaf müde oder erschöpft?

- nie ☐
- ab und zu ☐
- täglich ☐

Vernachlässigen Sie Ihre Hobbys?

- nie ☐
- ab und zu ☐
- täglich ☐

Bemerken Sie Leistungsverluste, lässt die Konzentration nach?

- nie ☐
- ab und zu ☐
- täglich ☐

Sind Sie häufiger genervt, unzufrieden oder unausgeglichen?

- nie ☐
- ab und zu ☐
- täglich ☐

Bemerken Sie Lustlosigkeit (auch sexuell)?

- nie ☐
- ab und zu ☐
- täglich ☐

Leiden Sie unter Herzklopfen, Enge in der Brust?

- nie ☐
- ab und zu ☐
- täglich ☐

Auswertung:

Für jedes **»nie«** notieren Sie sich bitte **0 Punkte, »ab und zu«** gibt **1 Punkt** und **»täglich« 2 Punkte.**

Bei **0 bis 4 Punkten** haben Sie gelegentlich Stress, aber es besteht kein Grund zur Sorge. Bei **5 bis 8 Punkten** sollten Sie bereits gegensteuern. Über **9 Punkte** bedeutet einen hohen Stresspegel, der langfristig gesundheitliche Probleme verursachen kann.

ERSCHÖPFUNG & MÜDIGKEIT

Der Begriff »Nebennierenschwäche» kommt von englischen »adrenal fatigue«, was frei übersetzt »von den Nebennieren verursachte Erschöpfung« bedeutet. Sich kraft- und energielos durch den Tag zu schleppen, ist nicht nur unglaublich mühsam, sondern auch ein Hinweis darauf, dass dem Körper etwas fehlt. Glücklicherweise können Sie mit Adaptogenen wie zum Beispiel Brennnesselsamen, Cordyceps, Ginseng, Eleutherococcus, Schisandra oder Weißdorn die leeren Batterien wieder aufladen – ohne die Gesundheit der Nebennieren zu gefährden. Weißdorn, Schisandra oder Cordyceps sind eher milde Tonika, während Eleutherococcus oder Maca bei starker Nebennierenschwäche helfen.

SIND DAS JETZT DIE WECHSELJAHRE?

Ein stressiger Lebensstil bringt die Hormone bei Frauen oft schon in einem Alter ab Ende 30 aus dem Rhythmus. Wenn stressbedingt zu viel Cortisol produziert wird, blockiert das die Progesteronbildung. Das führt zu einem Ungleichgewicht von Progesteron und Östradiol und zu einer Östrogendominanz. Haarausfall, das prämenstruelle Syndrom (PMS) und Myome (gutartige Gebärmuttertumore) sind nur einige der möglichen Folgen.

Mein Tipp: Lassen Sie bei solchen Symptomen neben den Geschlechtshormonen immer auch die Werte der Nebenniere (Cortisol, DHEA) mitbestimmen. Außerdem können auch Schilddrüsenhormone zu einer erniedrigten Stresstoleranz (Nebennierenschwäche) führen. Es lohnt sich also, zugleich einen Blick auf die Schilddrüsenwerte (T3, T4, TSH) zu werfen.

HEILPFLANZEN

- Brennnessel (**siehe Seite 43**) als Samen (frisch oder getrocknet im Müsli und Salat), Kraut, Presssaft, Gemüse
- Cordyceps (**siehe Seite 45**) als Pulver oder Kapseln
- Eleutherococcus (**siehe Seite 46**) als Fluidextrakt, Kapseln, geschnittene Wurzel
- Ginseng (**siehe Seite 47**) als Kapseln, geschnittene Wurzel, Extrakt, Pulver, Trinkampullen, Tee
- Maca (**siehe Seite 54**) als Kapseln, Pulver, Extrakt
- Schisandra (**siehe Seite 59**) als getrocknete Beeren, Kapseln, Extrakt, Fruchtpulver zum Aufgießen als Tee, zum Einrühren in Smoothies oder über Speisen gestreut
- Süßholz (**siehe Seite 60**) als geschnittene oder pulverisierte Wurzel, Kapseln, Tee, Saft
- Weißdorn (**siehe Seite 62**) als Pflanzensaft, Elixier, Kräutertropfen, Tabletten, Tee

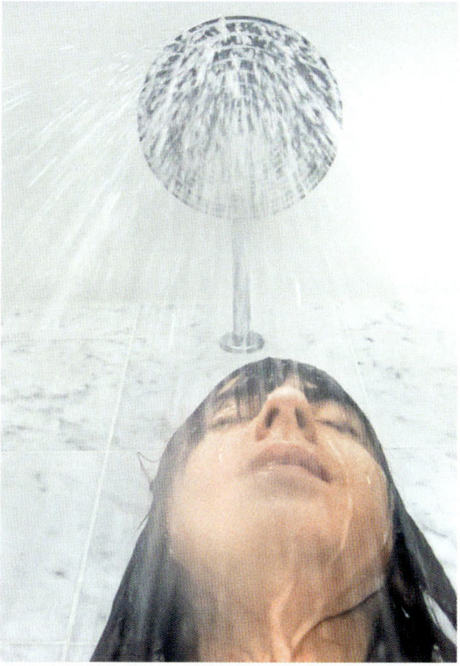

Erfrischung pur: Wechselduschen bringen den Kreislauf in Schwung und schenken Energie für den Tag.

FERTIGPRÄPARATE

Monopräparate:

Bio Brennnesselsamen ganz (Vita Natura®), Schoenenberger® Brennnessel, Naturreiner Heilpflanzensaft, Brennnesselblätter lose oder im Beutel (Bombastus), Bio Cordyceps Pulver (Terra Elements), Taigawurzel geschnitten (HerbisNatura), Eleuthero Kapseln (Pure Encapsulations®), Panax Ginseng Kapseln (Pure Encapsulations®), Ginseng Alpha T Trinkampullen (Alpha C. Pharm), Roter Ginseng Instant Tee (Allcura Naturheilmittel), Bio Maca Kapseln (Allcura Naturheilmittel), Bio Maca Tabletten (Terra Elements), Bio Schisandra Pulver (Terra Elements), Schisandra Beeren (Bremer Gewürzhandel), Süßholzwurzel Tee (Bombastus), Jura Süßholzwurzel geschnitten oder Süßholzwurzelsaft (Jura Pharm. Fabrik Gollwitzer KG), Salus® Weißdorn-Kräutertropfen, Weißdorn-Pflanzensaft Bio (Kräuterhaus Lindig), Bomacorin 450 mg Tabletten (Hevert, bei Erschöpfung aufgrund nachlassender Leistung des Herzens)

Kombipräparate:

- Chi Cafe balance Dr. Jacob's® Pulver (Mix aus Reishi, Ginseng, Guarana, Magnesium und grünem Kaffee für mehr Energie und gute Nerven)
- Maca Pulver Mix (GrünHochZwei, Mix aus rotem, schwarzem und gelbem Maca für Erschöpfte)

REZEPTE

BRENNNESSELGEMÜSE

BEI ENERGIEMANGEL UND MÜDIGKEIT

Brennnesseln an Orten mit wenig Schadstoffbelastung frisch ernten. Am zartesten sind die oberen Triebspitzen. 300 g der Blätter zunächst abwaschen und blanchieren. Anschließend grob hacken. 1 Knoblauchzehe sowie 1 kleine Zwiebel schälen und klein schneiden. In einer großen Pfanne in Butter oder Sonnenblumenöl anschwitzen, bis die Zwiebelwürfel glasig sind. Die Brennnesselblätter

dazugeben und mehrmals wenden. Die Blätter fallen wie Spinat zusammen. Nach Gusto mit Salz, Pfeffer und Muskat abschmecken und zum Schluss mit etwas Crème fraîche oder Sahne abrunden.
Hinweis: Das Gemüse reicht als Beilage für 2 Personen.

PESTO AUS BRENNNESSELSAMEN

SUPERFOOD VOM WEGESRAND

4–6 Handvoll Brennnesselsamen sammeln und in einem Mörser etwas anstoßen.
2 Knoblauchzehen schälen, etwas klein hacken, mit Meer- oder Steinsalz bestreuen und abermals hacken, bis eine Paste entsteht.
Die Knoblauch-Salz-Mischung mit den Brennnesselsamen gut durchmischen und in kleine Schraubgläser füllen. Olivenöl darübergießen, bis alles mit Öl bedeckt ist, und die Gläser gut verschließen.
Hinweis: Das Pesto ist einige Wochen haltbar. Es schmeckt besonders gut zu Nudel- oder Kartoffelgerichten.

WAS SIE ZUSÄTZLICH TUN KÖNNEN

- Treiben sie regelmäßig moderaten Sport im Freien, um den Kreislauf anzuregen. Schon ein zügiger Spaziergang wirkt oft wahre Wunder.
- In der dunklen Jahreszeit fehlt oft Vitamin D_3 (**siehe Seite 68**). Der Mangel an diesem »Sonnenvitamin« macht müde.
- Nehmen Sie am Morgen kalte Duschen oder Wechselduschen. Beginnen Sie dabei immer mit warmem und enden Sie mit kaltem Wasser.
- Müdigkeit am Arbeitsplatz wird oft durch schlechte Luft hervorgerufen. Reißen Sie einfach mal die Fenster auf. Stoßlüften sorgt für mehr Sauerstoff im Gehirn.
- Flüssigkeitsmangel kann große Erschöpfung auslösen. Schließlich bestehen wir ja zum Großteil aus Wasser. Achten Sie auf Qualität. Die besten Wässer stammen aus artesischen Quellen.
- Zuckerreiche Produkte sorgen zwar für einen kurzfristigen Energieschub, durch einen fallenden Blutzuckerspiegel folgt aber schnell noch mehr Müdigkeit. Eine gute Alternative sind Haferflocken, die dank komplexer Kohlehydrate Energie für mehrere Stunden liefern.

BRENNNESSELSAMEN

Ab August und bis in den Spätherbst hinein sind die Samen der Brennnessel erntereif. Mit Daumen und Zeigefinger lassen sie sich gut von der Pflanze abstreifen. Getrocknet ist ihr Geschmack nussig bis malzig. Sie können die energiereichen Samen übers Müsli streuen oder daraus ein Kräutersalz oder eine Kräuterbutter zubereiten, bei reichlicher Ernte reicht es auch für ein Pesto.

SCHLAFPROBLEME

Oft resultiert aus einer anhaltenden Stresssituation Schlaflosigkeit. Und dann beginnt möglicherweise ein gefährlicher Teufelskreis: Denn Schlafmangel senkt erneut die Leistungsfähigkeit und macht krank, da Schlafphasen unsere wichtigsten Regenerationszeiten sind. Wer Kraft für einen langen Tag braucht, sollte unbedingt eine entspannte Nacht haben. Einige Adaptogene wie Ashwagandha haben eine beruhigende Wirkung und auch der Reishi-Pilz stabilisiert den Geist und die Seele. Weißdorn hat sich als schlafförderndes Sedativum bei Herzneurosen mit funktionellen Herzbeschwerden bewährt. Mit einer Tasse Tee am Abend können Sie Schluck für Schluck den Stress vergessen, zur inneren Balance finden und entspannt ins Reich der Träume gleiten.

SCHLAF-, GLÜCKS- UND STRESSHORMON …

Das Schlafhormon Melatonin, der Neurotransmitter und Glücksbotenstoff Serotonin und das Stresshormon Cortisol haben Einfluss auf unsere Stimmung und den Schlaf. Serotonin kontrolliert, wie viel Melatonin ausgeschüttet wird. Bei einem Mangel der beiden Hormone wird der Schlaf-Wach-Rhythmus empfindlich gestört, was zu Stress führt. Stress und damit ein erhöhter Cortisolspiegel wirken sich ebenfalls negativ auf den Schlaf aus. Ein Teufelskreis. Die beruhigende Wirkung von Ashwagandha gleicht das hormonelle Ungleichgewicht jedoch aus und sorgt für eine erholsame Nacht.

HEILPFLANZEN

- Ashwagandha **(siehe Seite 42)** als Tonikum, Extrakt, Pulver, Kapseln, Tee
- Reishi **(siehe Seite 56)** als Pulver, Pulverkapseln, Extrakt, Flüssigextrakt, geschrotet zum Aufgießen als Tee
- Weißdorn **(siehe Seite 62)** als Heilpflanzensaft, Elixier, Kräutertropfen, Tabletten, Tee

FERTIGPRÄPARATE

Monopräparate:

Pure Encapsulations® Ashwagandha Kapseln, Reishi geschrotet oder Flüssigextrakt (Hawlik®), Reishi Pulver (Vimergy), Salus® Weißdorn-Kräutertropfen, Weißdorn Herz- und Kreislauftee (Sidroga®), Weißdornbeeren ganz – Crataegi fructus (NaturKräuter).

Kombipräparate:

- Salus® Neuro Balance Ashwagandha Kapseln (Mix aus Ashwagandha, Kräutern und B-Vitaminen für ruhigen Schlaf)
- Balance Plus Ashwagandha Extrakt (Steiger Naturals, Mix aus Ashwagandha-Extrakt und Reishi-Pulver, fördert den Schlaf)
- Salus® Bio Tonikum (Mix aus Ashwagandha, beruhigenden Kräutern und Vitamin C für eine erholsame Nachtruhe)

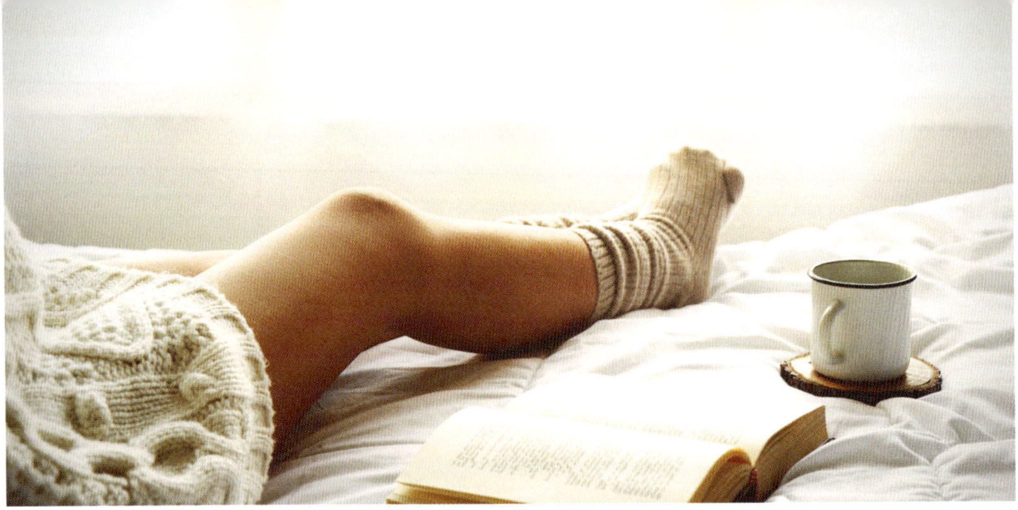

Warme Milch und ein gemütliches Bett: Sorgen Sie für sich! Wohltuender Schlaf wird Sie belohnen.

REZEPT

MOON MILK MIT ASHWAGANDHA

AYURVEDISCHE GUTE-NACHT-MILCH

200 ml Milch oder Pflanzendrink mit je 1 Prise Zimt und Muskat in einem Töpfchen aufkochen. ¼ TL Ashwagandhapulver und 1 TL Honig oder Agavendicksaft hinzugeben und die Milch eine halbe Stunde vor dem Zubettgehen entspannt genießen.

WAS SIE ZUSÄTZLICH TUN KÖNNEN

- Sorgen Sie für ein bequemes Bett, eine gute Matratze, Bett- und Nachtwäsche aus Naturmaterialien und die richtige Raumtemperatur (nicht über 18 Grad Celsius).
- Autogenes Training oder Meditationen sorgen für einen ruhigen Herzrhythmus bei Reizüberflutung, Termindruck und Stress.
- Im Alter verändert sich der Schlafbedarf. Wenn die nächtliche Erholungsphase kürzer wird, brauchen Sie möglicherweise um die Mittagszeit ein Erholungsnickerchen.
- Schlafrituale wie das Trinken der Moon-Milk können das Einschlafen begünstigen.
- Verzichten Sie auf Alkohol, Koffein und schweres Essen ab dem Spätnachmittag.
- Ein abendlicher Spaziergang an der frischen Luft macht müde.
- Lavendel, Baldrian oder Melisse sind weitere pflanzliche Helfer, die Sie auch mit Adaptogenen kombinieren können, wenn sich der Schlaf nicht einstellen will. Melisse ist auch für besonders sensible Menschen und Kinder gut verträglich. Am wirksamsten ist das frische Kraut. Für eine Tasse Tee 2–3 TL Melissenkraut (Kinder 1–2 TL) mit einer Tasse siedendem Wasser übergießen. Den Sud 10 Minuten bedeckt ziehen lassen, dann abseihen und trinken.

NERVOSITÄT

Einige Adaptogene sorgen für Entspannung, da sie das zentrale Nervensystem beruhigen. Gleichzeitig sind diese Pflanzen oft natürliche Stimmungsbooster. So sorgen Ashwagandha und Schisandra für einen ruhigen und klaren Geist. Die Rosenwurz hebt die Stimmung und löst Nervosität und Reizbarkeit. Weißdorn ist ein Nerventonikum bei emotionaler Labilität, während gleichzeitig die Vitalität auf körperlicher Ebene gesteigert wird. Selbst bei chronischen Formen oder Erkrankungen, die eine Gabe von Psychopharmaka erfordern, können pflanzliche Adaptogene die psychische Widerstandsfähigkeit und auch die Wirkung symptomatischer Mittel verbessern.

B-VITAMINE BERUHIGEN

Die Gruppe der B-Vitamine **(siehe Seite 67)** wirkt positiv auf die Stimmung und stärkt die Nerven. Jedes einzelne der acht lebensnotwendigen B-Vitamine hat eine spezielle Aufgabe im Körper, aber sie überschneiden und ergänzen sich auch und sind eng miteinander verwoben. Wenn die Nerven flattern, stärkt deshalb ein B-Vitamin-Komplex (Beispielpräparat: Vitamin B-Loges-komplett) Ihr geschwächtes Nervenkostüm optimal. Gute natürliche Quellen sind Fleisch, Fisch und Vollkornprodukte.

HEILPFLANZEN

- Ashwagandha **(siehe Seite 42)** als Pulver, Extrakt, Tonikum oder Kapseln
- Rosenwurz **(siehe Seite 57)** als Kapseln, geschnittene Wurzel, Pulver, Extrakte, Mono- und Kombipräparate
- Schisandra **(siehe Seite 59)** als getrocknete Beeren, Kapseln, Extrakt, Fruchtpulver zum Aufgießen als Tee oder zum Einrühren in Smoothies
- Weißdorn **(siehe Seite 62)** als Heilpflanzensaft, Elixier, Kräutertropfen, Tabletten, Tee

FERTIGPRÄPARATE

Monopräparate:

Bio Ashwagandha Pulver (Terra Elements), Rosenwurz geschnitten (Krauterie), Schisandra-Beeren, getrocknet (Bremer Gewürzhandel), Schisandra chinensis 500 mg Kapseln (BioProphyl®), Weißdorn-Pflanzensaft Bio (Kräuterhaus Lindig), Weißdorn Tee (Aurica®), Salus®Weißdorn-Kräutertropfen

Kombipräparate:

- Salus® Neuro Balance Bio Ashwagandha Tonikum (Mix aus Ashwagandha, beruhigenden Kräutern und Vitamin C aus Acerola für stabile Nerven)
- Bio Rhodiola Kapseln, Kapseln à 550 mg (Raab Vitalfood, Mix aus Rosenwurz und Vitamin C aus Acerola für stabile Nerven)
- Rhodiola rosea Plus (Sanatur, Mix aus Rosenwurz und B-Vitaminen für ein ausgeglichenes Nervensystem)

TEE MIT SCHISANDRA-BEEREN

ZUR BERUHIGUNG

3 g (das entspricht in etwa 30 Stück) getrocknete Schisandrabeeren im Mörser grob anstoßen. Die Beeren dann in ein Töpfchen geben, mit 250 ml kaltem Wasser übergießen und 40–60 Min. einweichen. Das Gemisch zum Kochen bringen und weitere 10 Min. ziehen lassen. Den fertigen Tee entweder durch ein Teesieb abgießen oder die Beeren herauslöffeln und einfach mitessen.

GUTE-LAUNE-WINTER-PUNSCH

WINTERLICHER TEE DE LUXE

Zunächst den beruhigenden Tee mit Schisandrabeeren **(siehe oben)** mit 2 TL Schisandrabeeren und 1 Liter Wasser zubereiten.
Nun 1 l Granatapfel-Direktsaft erwärmen und 2 TL Zucker oder Zuckerersatz einrühren, bis er sich auflöst. 2 Limetten halbieren, auspressen und den Saft mit 1 Zimtstange, 1 Prise Nelkenpulver und 2 TL Schisandrapulver in den warmen Granatapfelsaft geben. 1 Bio-Orange abwaschen, in Scheiben schneiden und ebenfalls dazugeben. Zum Schluss das starke Gebräu mit dem Schisandratee verdünnen und in gemütlicher Runde mit Familie oder Freunden genießen.

WAS SIE ZUSÄTZLICH TUN KÖNNEN

- Ablenkung hilft, um das Gedankenkarussell zu stoppen. Manchmal genügt es, sich bewusst auf den Atem zu konzentrieren.
- Suchen Sie ein ruhiges Gespräch mit einer vertrauten Person.
- Ein Spaziergang im Wald, im Park oder auch nur eine Runde um den Block, trägt dazu bei, Stresshormone abzubauen.

ÄNGSTE

Ängste gehören zum Leben dazu. Geraten sie jedoch außer Kontrolle, müssen die Ursachen herausgefunden werden. Neben Erkrankungen des Nervensystems, Medikamenten (zum Beispiel hohe Cortison-Gaben), Alkohol, Drogen oder traumatischen Erlebnissen kommen auch Hormonspiralen oder andere hormonelle Faktoren für Ängste infrage.
Gerade Störungen der Schilddrüse, ein zu niedriger Testosteronspiegel oder Verschiebungen im Serotonin- und Dopaminhaushalt können sich durch die Gabe bestimmter Adaptogene bessern. So wird Ashwagandha in den Herkunftsländern seit Jahrhunderten bei Ängsten und Panikattacken angewandt. Auch Grünteesorten mit viel Theanin können bei Angstzuständen hilfreich sein. Die Rosenwurz ist ein wahres Allroundtalent und damit auch ein Heilmittel für die Seele, und Weißdorn sorgt nicht nur für eine bessere Schlagkraft des Herzens, sondern hilft auch gegen Aufregung, Ängste und Unruhezustände.

HEILPFLANZEN

- Ashwagandha **(siehe Seite 42)** als Kapseln, Tabletten
- Grüner Tee **(siehe Seite 50)** als Tee lose oder im Filterbeutel
- Rosenwurz **(siehe Seite 57)** als Kapseln, geschnittene Wurzel, Pulver, Extrakte, Mono- und Kombipräparate
- Weißdorn **(siehe Seite 62)** als Heilpflanzensaft, Elixier, Tropfen, Tabletten, Tee

FERTIGPRÄPARATE

Monopräparate:

Maharashi Ayurveda® Ashwagandha Tabletten, Grüner Tee Bancha mit wenig Koffein (Sanitas), Grüner Tee Sencha (Aurica®), Rosenwurz geschnitten (Krauterie), Schoenenberger® Weißdorn, Naturreiner Heilpflanzensaft, Salus® Weißdorn Elixier, Weißdornblätter mit Blüten, lose, im Beutel

Kombipräparate:

- Rhodiola rosea Plus (Sanatur, Mix aus Rosenwurz und B-Vitaminen für eine stabile Psyche)

NERVINE …

… sind Kräuterarzneien, die das Nervensystem unterstützen und uns helfen, Ruhe zu finden. Das Wort Nervin kommt vom Lateinischen *nervus = Nerv, Sehne, Muskel*. Einige dieser Kräuter fördern den Schlaf (Ashwagandha, Baldrian, Passionsblume), andere wirken entspannend (Lavendel, Melisse) und wieder andere gleichen das Nervensystem aus (Heiliges Basilikum).

REZEPT

GRÜNER EISTEE

BERUHIGEND UND ERFRISCHEND

1 l kochendes Wasser auf ca. 80 °C abkühlen lassen. 5 Filterbeutel grüner Tee (Sorte mit viel Theanin) zugeben und ca. 2 Min. ziehen lassen. In der Zwischenzeit 1 Bio-Zitrone waschen und halbieren. Eine Zitronenhälfte in Scheiben schneiden, die andere auspressen. Zitronenscheiben und -saft mit 2 EL Zucker oder Zuckeralternative in einen Krug geben und mit dem Tee aufgießen. Im Kühlschrank abkühlen lassen. Einige Melissenblätter waschen und klein zupfen. Den Tee mit Melisse garniert servieren.

WAS SIE ZUSÄTZLICH TUN KÖNNEN

- Die Angst anzunehmen und zu akzeptieren, ist der erste Schritt zur Bewältigung.
- Üben Sie, bei Angst richtig zu atmen: tief einatmen in den Bauch und langsam wieder ausatmen.
- Im Akutfall kann die Rescue-Bachblüten-Mischung (Tropfen, Bonbons) hilfreich sein. Im Notfall alle 5–10 Minuten 3 Tropfen auf die Zunge träufeln. Dosierung der Bonbons: 1 Bonbon pro Stunde lutschen.

DEPRESSIVE STIMMUNGEN

Fast jeder kennt depressive Verstimmungen und jeder Fünfte leidet in seinem Leben einmal unter einer Depression. Dafür müssen Sie sich nicht schämen und sollten sich auch nicht selbst die Schuld geben. Depressive Momente werden nicht nur durch traumatische Erlebnisse, Verluste (Tod, Scheidung) oder Demütigungen verursacht. Auch Medikamente (hormonelle Verhütungsmittel, Blutdruck- und Herzmedikamente), ein Mangel an Progesteron, an Hypophysenhormonen, Nebennierenhormonen (besonders Cortisol) und Schilddrüsenhormonen können die Ursachen für Stimmungsschwankungen sein. Einige Adaptogene wie Ashwagandha helfen, depressive Stimmungen zu verbessern, während sie zugleich die Vitalkräfte des Körpers steigern.

Kein Grund für Scham: Fast jeder von uns kennt depressive Momente. Die Ursachen dafür sind vielfälig.

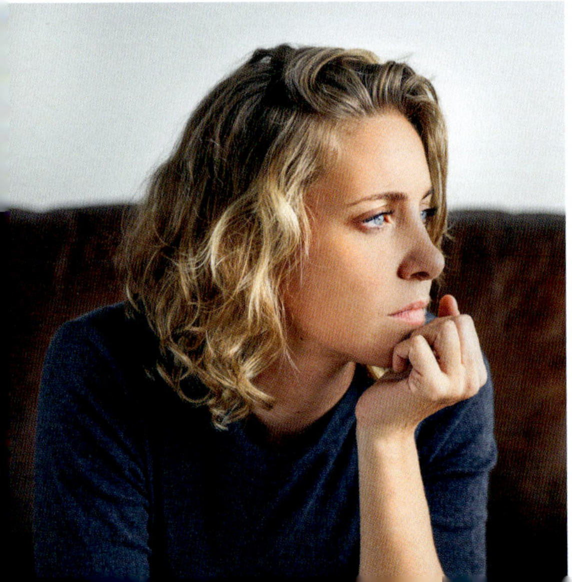

Auch Heiliges Basilikum (Tulsi), Rosenwurz und Weißdorn lindern milde Formen von Depressionen. Selbst bei chronischen Formen oder Erkrankungen, die die Einnahme von Psychopharmaka erfordern, können Adaptogene die psychische Widerstandsfähigkeit und die Wirkung symptomatischer Mittel entscheidend verbessern.

HEILPFLANZEN

- Ashwagandha (**siehe Seite 42**) als Extrakt, Kapseln, Pulver, Tee, Tinktur, Tonikum
- Heiliges Basilikum (**siehe Seite 52**) gepulvert in Kapseln oder lose, als Tee und Blättersaft
- Rosenwurz (**siehe Seite 57**) als Kapseln, geschnittene Wurzel, Pulver, Extrakte, Mono- und Kombipräparate
- Weißdorn (**siehe Seite 62**) als Heilpflanzensaft, Elixier, Kräutertropfen, Tabletten, Tee

FERTIGPRÄPARATE

Monopräparate:
Ashwagandha Bio Pulver (Gut Saunstorf), Ashwagandha Tinktur 100 ml (Kasimir+Liselotte), Dr. Groß Bio Tulsitee, Tulsi gemahlen Bio Pulver (Amla Natur GmbH), Tulsi Saft (TopOp), Rosenwurz geschnitten (Krauterie), Salus® Weißdorn Elixier, Weißdornblätter mit Blüten, lose, im Beutel

Kombipräparate:

- Balance Plus Ashwagandha (Steiger Naturals, Mix aus Ashwagandha und Reishi-Pulver – empfohlen bei Depressionen)

REZEPT

KRÄUTERTEE MIT TULSIKRAUT

WIRKT ANTIDEPRESSIV

1 gehäufter TL getrocknete Tulsiblätter, alternativ 1 gestrichener TL Tulsipulver oder 1 EL frisches Tulsikraut mit 250 ml kochendem Wasser (am besten gefiltert) übergießen und 6 Min. ziehen lassen. Dann abseihen. Den fertigen Tee schluckweise genießen. Hinweis: Anders als bei grünem Tee ist bei Tulsitee kein zweiter Aufguss möglich.

WAS SIE ZUSÄTZLICH TUN KÖNNEN

- Akzeptieren Sie Ihren depressiven Zustand und suchen Sie sich Hilfe von außen – sei es privat oder von professioneller Seite.
- Sprechen Sie offen mit Familienmitgliedern, Freunden und Kollegen über Ihre Stimmung. Vor allem Menschen aus dem nahen Umfeld können Sie entlasten, indem sie Ihnen Arbeiten abnehmen, Verständnis zeigen oder Sie einfach nur umarmen und signalisieren, dass sie für Sie da sind.
- Bewegen Sie sich! Auch wenn Sie sich antriebslos und müde fühlen, wird durch körperliche Aktivität das Gehirn besser durchblutet und es werden mehr Dopamin und Serotonin ausgeschüttet. Diese Botenstoffe heben die Stimmung. Idealerweise sollten Sie sich dafür draußen aufhalten. Denn: Sonnenlicht und die damit verbundene D_3-Produktion (**siehe Seite 68**) heben die Stimmung ebenfalls.
- Ernähren Sie sich frisch und hochwertig. In Fertigprodukten verbergen sich oft Inhalts- und Zusatzstoffe, die schlechte Laune machen: Zucker, Weißmehl, Aspartam, Glutamat und Transfette gehören dazu. Greifen Sie lieber zu Obst und Gemüse.

JOHANNISKRAUT

Johanniskraut ist wohl die bekannteste heimische Heilpflanze zur Behandlung psychischer Beschwerden. Sie bekommen es getrocknet, als Dragees, Kapseln oder Filmtabletten. Es hilft bei depressiven Verstimmungen, Überforderung, Unruhe sowie bei Angst- und Panikattacken. Burn-out-Patienten erlangen damit allmählich wieder die Kraft, berufliche oder private Anforderungen meistern zu können. Jedoch interagiert Johanniskraut mit einigen Medikamenten: Deren Wirkung ist dann unzureichend oder verstärkt sich. Dazu zählen unter anderem Gerinnungshemmer vom Cumarintyp, Herzmedikamente (Digoxin), die Antibabypille, Asthma-Medikamente, Antidepressiva, Immunsuppressiva wie auch Zytostatika. Adaptogene wie Heiliges Basilikum, Weißdorn oder Ashwagandha bergen nach bisherigen Erkenntnissen diese Risiken der Wechselwirkungen und Gegenanzeigen nicht.

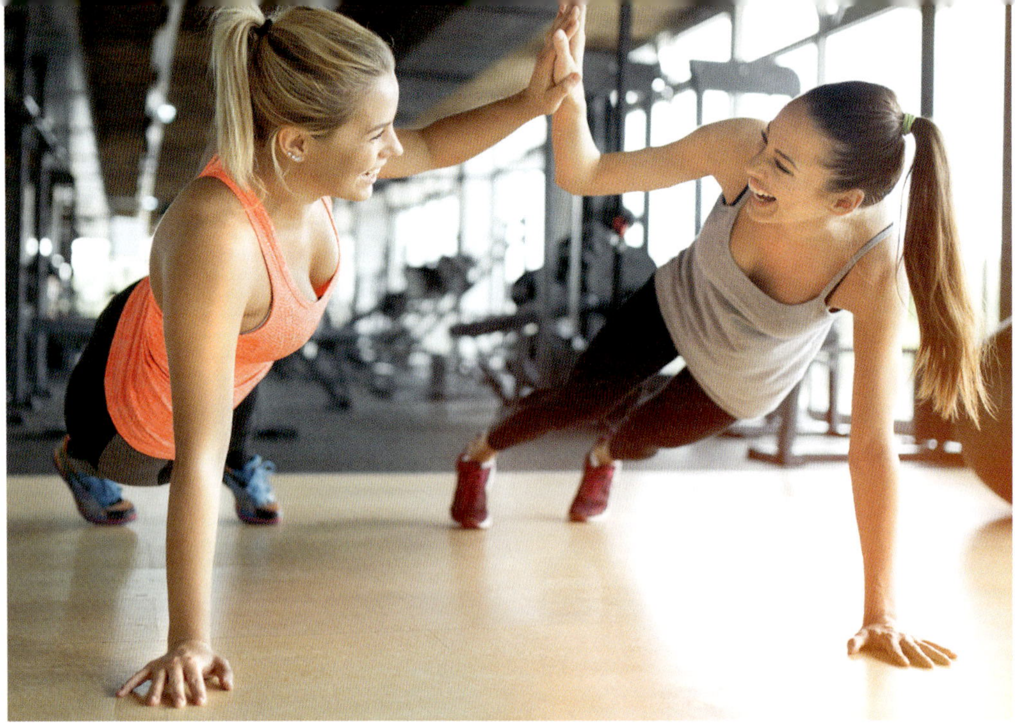

MENTALE UND PHYSISCHE FITNESS

Ausdauer, Kraft, Schnelligkeit, Beweglichkeit und Koordination gehören zu körperlicher Fitness. Und seit Menschengedenken ist das Überleben abhängig von physischer Stärke. Denn nur wer gesund, stark und fit war, konnte jagen, sammeln und den Kampf mit wilden Tieren überleben. Heute betreiben wir Sport, um die Gesundheit zu erhalten, Krankheiten vorzubeugen und Wohlbefinden zu erreichen.

Zu einem erfüllten Leben gehört aber auch die mentale Fitness. Sie lässt uns konzentriert und wach bleiben und trägt dazu bei, dass wir unser volles Gedächtnispotenzial nutzen können. Ein aktives Gedächtnis und ein trainierter Körper schützen auch vor Krankheiten: So können Sie beispielsweise einer Demenz vorbeugen, wenn Sie dafür sorgen, dass Sie geistig und körperlich rege bleiben.

LEISTUNGSFÄHIGKEIT IM SPORT

Schneller, höher, weiter ... Verbotene Dopingsubstanzen machen dies möglich. Die Kehrseite sind jedoch ernste gesundheitliche Nebenwirkungen. Adaptogene werden Ihre sportlichen Leistungen nicht über das natürliche Maß hinaus steigern, Ihre sportliche Ausdauer jedoch optimieren. So stabilisieren sie die Pulsfrequenz, was sich positiv auf das Herz-Kreislauf-System und die Atmung auswirkt. Pflanzen wie Rosenwurz und Cordyceps sorgen für mehr Sauerstoff in den Muskeln. Die Goji-Beere reduziert oxidativen Stress in den Muskeln, sodass weniger Muskelkater entsteht. Maca und Reishi schützen vor Höhenkrankheit und Gingseng-Präparate helfen bei nachlassender Kraft mit Kurzatmigkeit und Schweißausbrüchen. Egal, ob Sie Profi- oder Freizeitsportler sind: Mit Adaptogenen wird Ihre Ausdauer sich verbessern und die muskuläre Ermüdung wird später einsetzen. Als Läufer oder Radfahrer bekommen Sie so die optimale Kondition für den Zielspurt und als Ballsportler können Sie bis zum Spielende präzise agieren. Bislang stehen Adaptogene auf keiner Verbotsliste der Dopingbehörden.

HEILPFLANZEN

- Cordyceps (**siehe Seite 45**) als Kapseln, Extrakt, Pulver
- Eleutherococcus (**siehe Seite 46**) als Kapseln, geschnittene oder pulverisierte Wurzel
- Ginseng (**siehe Seite 47**) als Kapseln, Extrakt, Pulver, Elixier, Tee
- Goji-Beeren (**siehe Seite 49**) als Früchte frisch oder getrocknet, Direktsaft, Kapseln oder Pulver zum Einrühren in Joghurt oder Shakes
- Maca (**siehe Seite 54**) als Kapseln, Pulver, Extrakt
- Reishi/Glänzender Lackporling (**siehe Seite 56**) als Pulver, Pulverkapseln, Extrakt, Flüssigextrakt, geschrotet zum Aufgießen als Tee
- Rosenwurz (**siehe Seite 57**) als Kapseln, geschnittene Wurzel, Pulver, Extrakt, Mono- und Kombipräparat

Fertigpräparate

Monopräparate:
Cordyceps Extrakt+Pulver Kapseln (Hawlik® Gesundheitsprodukte), Eleuthero (Pure Encapsulations®), Panax Ginseng Pur (Vitaplant), Herbaginsan Ginseng-Elixier (Kräuterhaus Sanct Bernhard), Bio-Goji-Beeren und Bio-Goji-Vitalsaft (Kräuterhaus Sanct Bernhard), Goji Beeren Pulver Bio (Purasana), Maca Kapseln (Endima®), Bio Maca Pulver (Amazonas), Reishi Extrakt, Pulver, Flüssigextrakt, geschrotet (Hawlik® Gesundheitsprodukte), Vitango® Filmtabletten (Schaper&Brümmer)

Kombipräparat:

- adaptoLoges® (Fa. Loges, Mix aus Rosenwurz, Eleutherococcus und Schisandra – unterstützt die Leistungsfähigkeit im Training und Wettkampf)

KRAMPF LASS NACH

Magnesiummangel, häufig eine Folge von intensiver sportlicher Belastung, zeigt sich in schmerzhaften Muskelkrämpfen. Wenn Sie intensiv trainieren, sollten Sie deshalb zusätzlich Magnesium zuführen. Die Dosis sollte bei 300–500 Milligramm täglich liegen. Eine regelmäßige Einnahme (**siehe Seite 67**) ist deutlich effektiver als eine einmalige Gabe direkt vor dem Training.

Gut gegen Muskelkater: Goji-Beeren machen den Beerensmoothie zum Top-Sportler-Drink.

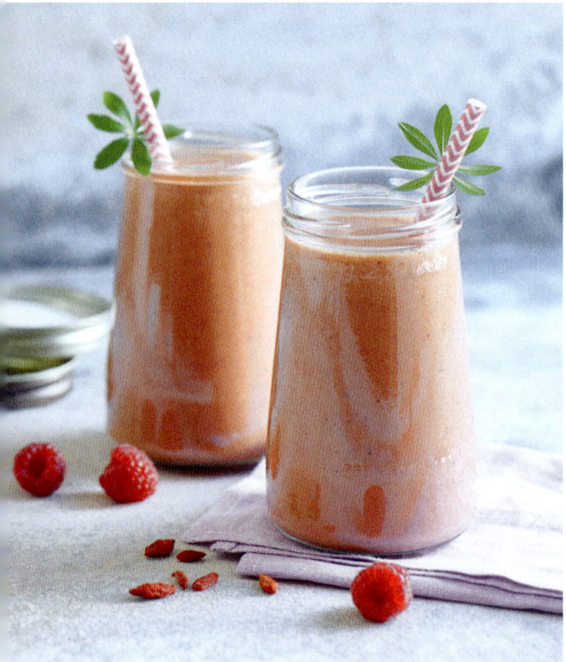

SMOOTHIE MIT BEEREN

FÜR FITNESS UND GESUNDHEIT

20 g Goji-Beeren und 200 g Beerenmix (TK oder frisch) in einen hohen Rührbecher geben (gegebenenfalls vorher auftauen lassen). Einige Beeren für die Deko zurückbehalten. Mit 2 EL Aloe-Vera-Saft und 200 ml Soja- oder Mandeldrink auffüllen. Alles mit einem Pürierstab fein pürieren. In ein großes Glas füllen, die zurückbehaltenen Beeren darüberstreuen und genießen.

ENERGIE-PORRIDGE

START IN EINEN SPORTLICHEN TAG

200 ml Milch oder Mandeldrink in einem Topf zum Kochen bringen. 80 g Haferflocken dazugeben und 2 Min. weiter köcheln lassen. Anschließend 1 EL Macapulver einrühren. Den Porridge in eine kleine Schüssel geben und mit 1 EL Himbeerpulver, 1–2 EL Goji-Beeren und 1 EL Chia-Samen anrichten.

Hinweis: Diese Portion ist für Leistungssportler in der Trainingsphase gedacht. Alle anderen sollten die Zutaten reduzieren.

WAS SIE ZUSÄTZLICH TUN KÖNNEN

- Überfordern Sie sich nicht. Zu viel Ehrgeiz, kurze Trainingspausen und Workouts trotz Unwohlsein/Krankheit sind kontraproduktiv. Außerdem steigt das Verletzungsrisiko.

- Optimale sportliche Ergebnisse erzielen Sie zu einem Drittel durch angemessene Trainingseinheiten, zu einem weiteren Drittel durch ausreichende Phasen der Regeneration (im Alter ist der Anteil noch höher) und zum letzten Drittel durch eine gesunde Ernährung. Diese sollte vitaminreich (Vitamin A, B, C, D, E) sein, ausreichend Mineralstoffe (vor allem Magnesium, Jod, Zink, Kupfer und Selen) enthalten sowie mit schnell und langsam verdaulichen Kohlenhydraten, ausreichend Proteinen (Fisch, Fleisch, Hülsenfrüchte) und hochwertigen Fetten (Nüsse, Mandeln, Leinöl, fette Fische wie Makrele, Lachs, Hering) angereichert sein. Als Sportler essen Sie am besten zwei bis drei Stunden vor dem Training, damit für das Workout genug Energie zur Verfügung steht.
- Ausreichend Trinken ist wichtig: 30 Milligramm Flüssigkeit, am besten Wasser und ungesüßte Tees, pro Kilogramm Körpergewicht sollten es ohne Aktivität sein. Wenn Sie viel schwitzen, ist der Bedarf noch höher. Ein intensives Workout kann bis zu einem halben Liter Schweiß oder mehr kosten. Und schon ein Flüssigkeitsdefizit von nur 2–3 Prozent kann zu 20–30 Prozent Leistungsabfall führen.
- Nach der Trainingseinheit lassen ein warmes Bad, ein Sauna-Gang oder eine Massage die Muskeln entspannen und tragen dazu bei, dass Stoffwechselprodukte schneller abgebaut werden.

REGENERATION/ REKONVALESZENZ

Während der Begriff Regeneration häufiger gebraucht wird, wenn eine Belastung im Sport stattgefunden hat, versteht man unter Rekonvaleszenz den Heilungs- und Genesungsprozess nach einer Krankheit. Adaptogene können Ihnen in beiden Fällen wieder auf die Sprünge helfen.

Egal, ob Sie nun Profi- oder Freizeitsportler sind: Ausreichende Regenerationsphasen sind unerlässlich für den Trainingserfolg. In der Auszeit regenerieren sich körperliche Strukturen und die Muskulatur passt sich den Trainingsanforderungen an. Kurkuma kann das richtige Mittel sein, damit Muskelkater schneller wieder verschwindet, Ginseng verkürzt die Regenerationsphase nach dem Sport. Auch nach längerer Krankheit braucht der Körper Zeit, bis er wieder so leistungsfähig ist wie zuvor. Eleutherococcus oder Rosenwurz beschleunigen die Rekonvaleszenz.

HEILPFLANZEN

- Cordyceps (**siehe Seite 45**) als Kapseln, Extrakt, Pulver
- Eleutherococcus (**siehe Seite 46**) als Fluidextrakt, Kapseln, geschnittene Wurzel
- Ginseng (**siehe Seite 47**) als Kapseln, Wurzel, Instant-Getränk, Extrakt
- Goji-Beere (**siehe Seite 49**) als frische oder getrocknete Beeren, Direktsaft, Kapseln, Pulver zum Einrühren in Joghurt oder Shakes

- Kurkuma (**siehe Seite 53**) als Kapseln mit und ohne Piperin, Tropfen, Extrakt, Wurzelpulver
- Rosenwurz (**siehe Seite 57**) als Kapseln, geschnittene Wurzel, Pulver, Extrakt
- Weißdorn (**siehe Seite 62**) als Kapseln, Extrakt

FERTIGPRÄPARATE

Monopräparate:

Cordyceps Bio-Vitalpilzpulver-Kapseln (Mycovital Heilpilze), Bio Cordyceps Pulver (Terra Elements), Eleutherococcus Kapseln N (Bio-Diät-Berlin), Eleu Curarina® Tropfen (Harras Pharma), Sibirischer Ginseng (Eleuthero) Pulver (Lymeherbs), Ginsengkapseln, Ginsengwurzeln (Florapharm), Roter Ginseng Instant Tee (Allcura Naturheilmittel), Goji Direktsaft (Rabenhorst®), Goji Beeren (Foodspring®), Goji Beeren Pulver Bio (Purasana), Curcuma Tropfen (Dr. Schulz), Rosenwurz (Wurzel) geschnitten (Krauterie), Rosenwurz, Rhodiola Rosea 100 / 300 mg (Sunday Natural)

Kombipräparate:

- adaptoLoges® (Fa. Loges, Mix aus Rosenwurz, Eleutherococcus und Schisandra – für eine schnellere Regeneration)
- Kurkuma Plus Curcumin & Piperin Kapseln (Sanatur, Mix aus Kurkuma, schwarzem Pfeffer, Grünem Tee und Gerstengras – verkürzt die Zeit der Regeneration)

DER KÖRPER RÄUMT AUF

Ob in den Bronchien, im Darm oder der Leber: Überall im Körper finden nach einer überstandenen Krankheit Reparatur- und Regenerationsvorgänge statt. Es sind Aufräumarbeiten wie nach einem Unwetter, die Energie kosten. Je mehr Anpassungsreserven der Körper hat, desto leichter vollzieht sich dieser Heilungsprozess. Neben einer leichten und vitalstoffreichen Ernährung sind Adaptogene dafür das Mittel der Wahl.

Alles wird gut: Adaptogene beschleunigen die Erholung nach Krankheiten und körperlicher Überlastung.

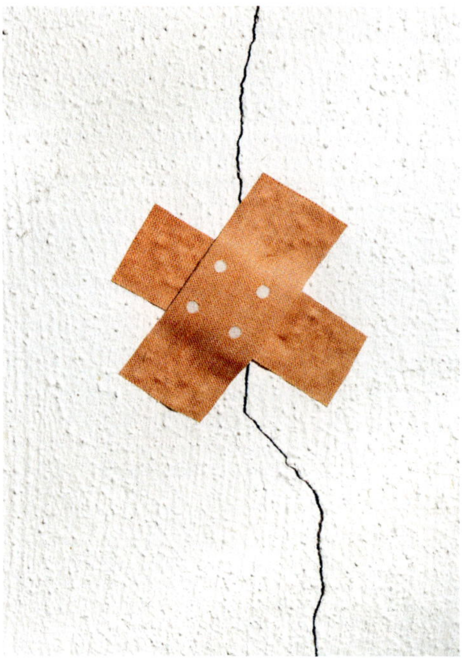

REZEPTE

TEE VON DER TAIGAWURZEL

WENN ERHOLUNGSPAUSEN FEHLEN

In einem kleinen Topf 1 TL (1,5 g) fein geschnittene oder grob pulverisierte Taigawurzel mit 250 ml Wasser übergießen. Diesen Außguss zum Kochen bringen und 10 Min. ziehen lassen, dann abseihen.
Hinweis: Trinken Sie davon täglich maximal 2 Tassen.

STÄRKENDER GINSENGWEIN

BESCHLEUNIGT DIE REGENERATION

30 g fein geschnittene Ginsengwurzel mit ¼ TL Ceylon-Zimtpulver und 1 Prise gemahlener Echter Vanille in eine saubere Flasche mit weitem Hals füllen. Mit 1 l trockenem Weißwein (möglichst Bio-Qualität) übergießen. Diesen Ansatz 2 Wochen durchziehen lassen und täglich wenden, danach abfiltern.
Hinweis: Trinken Sie zur Erholung nach schwerer Krankheit davon täglich 1 Schnapsgläschen vor dem Mittag- oder Abendessen.

WAS SIE ZUSÄTZLICH TUN KÖNNEN

- Ausreichend Schlaf ist während der Regeneration und Rekonvaleszenz unerlässlich.
- Mentale Unterstützung bieten Yoga, Meditation und autogenes Training.
- Physikalische Maßnahmen helfen nach Trainingseinheiten: Nehmen Sie sich Zeit für Massagen, Kneipp'sche Güsse, Wärmetherapie oder Saunagänge.
- Nach längerer Krankheit empfehlenswert: Spaziergänge, ausreichend Trinken, genussvoll und vitaminreich essen.
- Machen Sie Atemübungen bei geöffnetem Fenster oder draußen: Tief einatmen, die Hände über den Kopf halten und beim Ausatmen Oberkörper, Schultern und Arme nach vorne fallen lassen. Das reinigt die Lunge von alten Krankheitspartikeln oder Stoffwechselprodukten.
- Zur Unterstützung der Abwehr können Sie Schüßler-Salze einnehmen. Das Trio Nr. 3 (Ferrum phosphoricum), Nr. 5 (Kalium phosphoricum) und Nr. 9 (Natrium phosphoricum) hat sich hier bewährt. Davon jeweils 1–3 Tabletten täglich einnehmen.

KONZENTRATION

Die ständige Reizüberflutung, der wir heutzutage im Berufs- und Privatleben ausgesetzt sind, kann leicht Stress, Nervosität und Gereiztheit verursachen. Schnell lässt die Aufmerksamkeit nach, das Denken fällt schwer und man fühlt sich geistig nicht mehr so richtig fit. Vielleicht stecken Sie gerade in der Vorbereitung für eine Prüfung, müssen in der Ausbildung und im Studium viel lernen oder regelmäßig Nachtarbeit leisten … Oder sind Sie einfach insgesamt mental ausgelaugt?

ADS/ADHS BEI KINDERN...

Die Zahl der Kinder mit einem Aufmerksamkeitsdefizitsyndrom (ADS) oder einer Aufmerksamkeitsdefizit-Hyperaktivitätsstörung (ADHS) hat sich in den vergangenen Jahren verdoppelt. Schon Erstklässler bekommen deshalb Psychopharmaka, die oft unter das Betäubungsmittelgesetz fallen. Zu den Nebenwirkungen zählen Wachstumsstörungen, Bauchschmerzen, Herzrasen, Kopfweh, Appetitminderung und Reizbarkeit. Doch auch Adaptogene können helfen: Ein Mus aus Weißdornbeeren **(siehe Seite 97)** beruhigt kleine Zappelphilippe und ist frei von Nebenwirkungen.

Dann können Brennnesselsamen, Ginseng, Heiliges Basilikum (Tulsi) oder Rosenwurz Ihnen zu mehr geistiger Klarheit verhelfen und dazu beitragen, dass Ihre mentale Leistung sich wieder verbessert. Es werden weniger Flüchtigkeitsfehler passieren und Sie werden sich weniger schnell ablenken lassen.

HEILPFLANZEN

- Brennnessel **(siehe Seite 43)** als Presssaft oder Samen
- Ginseng **(siehe Seite 47)** als Kapseln, Wurzel, Extrakt, Pulver, Instant-Getränk, Pulver über Speisen gestreut
- Heiliges Basilikum **(siehe Seite 52)** als Pulver in Kapseln oder lose, Tee, Blättersaft
- Rosenwurz **(siehe Seite 57)** als Kapseln, geschnittene Wurzel, Pulver, Extrakt
- Weißdorn **(siehe Seite 62)** als Pulver, Kapsel, Extrakt

FERTIGPRÄPARATE

Monopräparate:

Bio Brennnesselsamen ganz (Vita Natura®), Schoenenberger® Brennnessel, Naturreiner Heilpflanzensaft (Salus), Brennnessel Samen (Kräuterparadies Lindig), Bio Ginseng Pulver (Terra Elements), Panax Ginseng Kapseln (Pure Encapsulations®), Tulsi Original Kräuter-Ergänzungs-Tee (Organic India), Tulsi gemahlen Bio Pulver (Ayu Care), Tulsi Saft (TopOp), Rhodiola Rosea Kapseln (Pure Encapsulations®), Rosenwurz geschnitten (Krauterie)

Kombipräparate:

- Dr. Jacob's® Nervenstark Kapseln (Mix aus Rosenwurz, Reishi, Ashwagandha, B_5 und B_1 für mehr geistige Leistung und reduzierte Müdigkeit)
- Inner Balance mit Ashwagandha KSM-66 (Mix aus Ashwagandha, Rosenwurz, Ginkgo und Mineralstoffen zur Aufrechterhaltung des mentalen Gleichgewichts)
- Rhodiola rosea Plus (Sanatur, Mix aus Rosenwurz und B-Vitaminen bei nachlassender geistiger Leistung)
- Chi Cafe bio Dr. Jacob's® (Mix aus Guarana, Reishi, Ginseng und Kaffee – ein kurzzeitiger Wachmacher)

REZEPT

FRUCHTMUS AUS WEISSDORNBEEREN

HILFE BEI KONZENTRATIONSMANGEL

1 kg Weißdornbeeren verlesen, waschen und mit ¼ l Wasser etwa 20 Min. kochen, bis sie weich sind. Den Fruchtbrei durch ein grobes Sieb passieren, damit die Kerne zurückbleiben. 1 Bio-Zitrone waschen und die Schale abreiben. Zitrone dann halbieren und auspressen. Fruchtbrei mit Zitronenabrieb und -saft mischen und das Mus in ausgekochte Schraubgläser füllen. Im Kühlschrank ist das Mus etwa 1 Woche haltbar.

Hinweis: Die Früchte des Weißdorns haben wenig Eigengeschmack. Für einen schmackhaften Aufstrich sollten Sie das Mus mit einem anderen Fruchtmus mischen. Sie können es aber auch pur in Müsli oder Quark einrühren oder daraus einen Smoothie zubereiten.

WAS SIE ZUSÄTZLICH TUN KÖNNEN

- Schreiben Sie eine Prioritätenliste, die Sie Punkt für Punkt abarbeiten. Unwichtige Dinge kommen nach unten, die aktuelle Aufgabe hat oberste Priorität. Multitasking ist bei Konzentrationsmangel fehl am Platz.
- Viel Trinken, Bewegung und frische Luft sind das A und O bei Kindern mit Konzentrationsschwierigkeiten.
- Ein aufgeräumter Schreibtisch, eine gute Sitzhöhe und ausreichend Licht sind die Grundvoraussetzungen für konzentriertes Arbeiten. Mit einem ergonomisch gestalteten Arbeitsplatz vermeiden Sie Rückenschmerzen oder Verspannungen.
- Sorgen Sie für Pausen: Arbeiten Sie 25 Minuten konzentriert an einer Aufgabe und legen Sie dann eine fünfminütige Pause ein. Das Ganze fünfmal wiederholen und dann eine Stunde pausieren.
- Die Einahme von Vitamin D und B unterstützt die Gesundheit der Nervenzellen und der Neurotransmitter und verbessert dadurch die Konzentrationsfähigkeit.

Ruhig öfter mal aufräumen: Ordnung auf dem Tisch schafft auch Klarheit im Kopf.

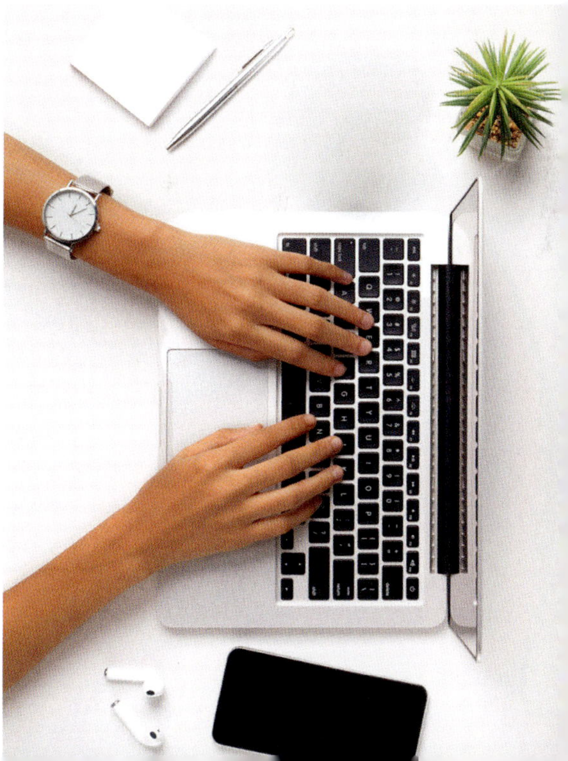

SCHARFE SINNE

Unsere Sinne sind unser Tor zur Welt. Durch sie nehmen wir unsere Umwelt sehend, riechend, hörend, schmeckend und tastend wahr und weiten unseren Horizont. Die Sinne funktionieren jedoch nur dann gut, wenn die Verbindungen (Synapsen) zwischen den Neuronen in unserem Körper stabil sind.
Stehen wir aber ständig unter Strom und haben deshalb einen hohen Cortisolspiegel, dann können diese wichtigen Verbindungen unterbunden werden. Mögliche Folgen sind Schwerhörigkeit oder Sehstörungen. Adaptogene wie Goji, Eleutherococcus und Schisandra sind zur Verbesserung der Sehschärfe (grüner oder grauer Star) sowie von Schwerhörigkeit therapiebegleitend zu empfehlen.

HEILPFLANZEN

- Eleutherococcus (**siehe Seite 46**) als Fluidextrakt, Kapseln, geschnittene oder pulverisierte Wurzel
- Goji-Beere (**siehe Seite 49**) als frische oder getrocknete Früchte, Pulver zum Einrühren in Joghurt und Shakes, Direktsaft, Kapseln
- Schisandra (**siehe Seite 59**) als getrocknete Beeren, Kapseln, Extrakt, Fruchtpulver zum Aufgießen als Tee oder zum Einrühren in Smoothies

FERTIGPRÄPARATE

Monopräparate:
Eleu Curarina® Tropfen (Harras), Eleutherococcus Kapseln N (Bio-Diät-Berlin), Taigawurzel geschnitten (NaturKräuter), Goji-Beeren (Foodspring®), Goji Bio Saft (Allcura Naturheilmittel), Goji Beeren Pulver Bio (Purasana), WuWeiZi Schisandra 500 mg Kapseln (Vita World), Schisandra Früchte ganz – Schisandra chinensis (NaturKräuter), Schisandra Pulver (Nutrisslim)

REZEPT

SIRUP AUS SCHISANDRA-BEEREN

FRUCHTIGER GENUSS

1 Tasse getrocknete Schisandrabeeren mit 2 Tassen Wasser in einen Topf geben und zum Kochen bringen. Die Hitze reduzieren und alles etwa 45 Min. weiter köcheln lassen, bis die Flüssigkeit etwa um die Hälfte reduziert ist. Die Beeren dann durch ein Sieb passieren und in einer Schüssel auffangen. Den so gewonnenen Saft erneut in den Topf geben, ½–1 Tasse Honig oder Agavendicksaft hinzufügen und nochmals erhitzen. Zum Schluss mit etwas Ceylon-Zimt abschmecken. Den nun fertigen Sirup in ausgekochte Schaubflaschen füllen.
Hinweis: Im Keller oder Kühlschrank ist der Sirup mehrere Monate haltbar. Sie können ihn zum Süßen von Smoothies verwenden, auf Waffeln oder Pfannkuchen gießen, in den Naturjoghurt oder das Müsli einrühren oder mit Mineralwasser mischen, um daraus eine Fruchtschorle zuzubereiten.

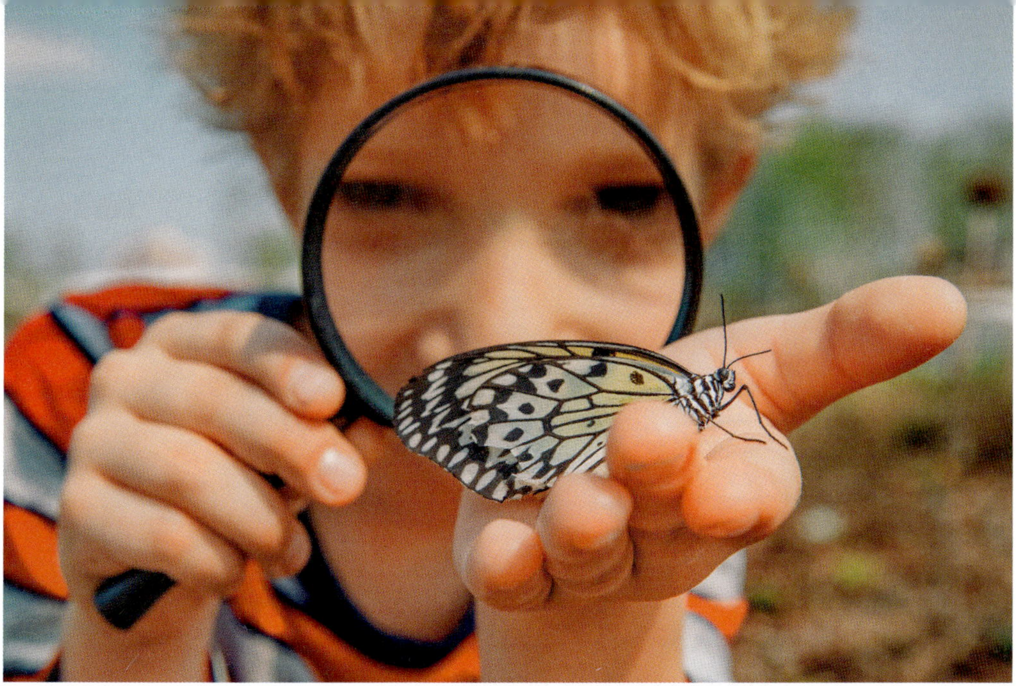

Entdecken und verstehen: Über unsere Sinne erschließen wir uns die Welt.

WAS SIE ZUSÄTZLICH TUN KÖNNEN

- Bewusstes Barfußgehen auf Gras, Steinen oder Waldboden trainiert Ihren Tastsinn und nebenbei auch Ihr Gleichgewicht.
- Gehen Sie in den Wald und lauschen Sie mit geschlossenen Augen den Vogelstimmen und allen anderen Geräuschen. Nehmen Sie auch den Geruch des Waldes bewusst wahr.
- Essen Sie doch mal nicht mit den Augen: Mit geschlossenen Augen schmecken Sie Aromen intensiver.
- Bei Kindern beliebt sind Fangspiele mit verbundenen Augen wie »Blinde Kuh«. Sie trainieren Gehör, Gleichgewichtsinn und Körpergefühl.

DIE NATUR SCHAFFT HARMONIE

Während es bei Einnahme hochdosierter schulmedizinischer Monopräparate (Beispiel L-Thyroxin zur Anregung der Schilddrüsenfunktion) schnell zu einer Verschiebung im hormonellen Regelkreis kommen kann, bergen Adaptogene diese Gefahr nicht. Obgleich ihre wirksamkeitsbestimmenden Inhaltsstoffe zu ganz verschiedenen Substanzgruppen gehören, balancieren sie das aus dem Takt gekommene Hormonsystem aus. Solche Eigenschaften finden Sie nur bei komplexen Naturstoffen.

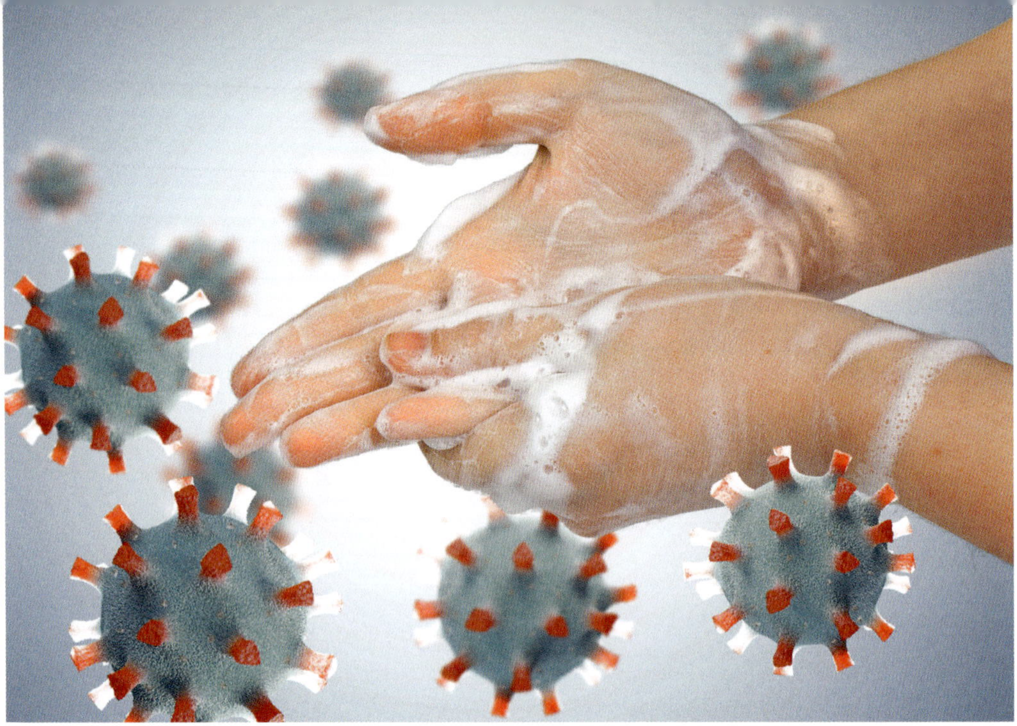

STARKE ABWEHR & GESUNDE ORGANE

Adaptogene enthalten, wie wir gesehen haben, viele wertvolle Inhaltsstoffe **(siehe Seite 34)**, die uns helfen, unser Immunsystem zu stärken und die Funktion der Organe zu erhalten. Unter anderem unterstützen sie die Arbeit von Leber und Nieren, indem sie dazu beitragen, unseren Körper zu entgiften. Auch das Herz und der Blutkreislauf, die Lunge und das gesamte System der Atemwege sowie der Magen-Darm-Trakt profitieren von der Heilkraft dieser Pflanzen. In diesem Kapitel stelle ich Ihnen die wichtigsten Adaptogene für die Abwehr und die Gesundheit der Organe und damit des gesamten Organismus vor. Rezepte und Tipps für zusätzliche Maßnahmen wie Entspannungsübungen, gesunde Ernährung und zielorientierte Nahrungsergänzung komplettieren die Empfehlungen.

IMMUNSYSTEM

Vor allem in Belastungssituationen ist unser Immunsystem enorm gefordert, denn Stress alarmiert das komplexe Abwehrnetz. Sowohl die Nervenstränge des Sympathikus (Stressnerv) als auch des Parasympathikus (Ruhenerv) sind direkt mit unseren Immunzellen verknüpft. Ein fittes Immunsystem ist also entscheidend für Gesundheit und Wohlbefinden. Auch falsche Ernährung, Bewegungsmangel, Angriffe durch Bakterien, Viren oder Parasiten fordern unser Immunsystem ständig heraus. Heilpflanzen und Adaptogene enthalten bioaktive Stoffe, die die Funktion des Immunsystems in Balance halten und Fehlfunktionen ausgleichen. Während Ashwagandha, Cordyceps, Kurkuma, Reishi und Rosenwurz eher ausgleichend wirken, ist Eleutherococcus ein auf das Immunsystem aktivierend wirkendes Adaptogen, das die Bildung von Lymphozyten und Antikörpern anregen kann.

HEILPFLANZEN

- Ashwagandha **(siehe Seite 42)** als Kapseln oder Pulver
- Cordyceps **(siehe Seite 45)** als Pulver, Extrakt, Kapseln
- Eleutherococcus **(siehe Seite 46)** als Fluidextrakt, Kapseln, geschnittene Wurzel
- Ginseng **(siehe Seite 47)** als Kapseln, Trinkampullen, Wurzel, Extrakt
- Kurkuma **(siehe Seite 53)** als Kapsel mit und ohne Vitamin D, Tropfen, Extrakt, Wurzelpulver
- Reishi **(siehe Seite 56)** als Pulver, Pulverkapseln, Extrakt, Flüssigextrakt, geschrotet zum Aufgießen als Tee
- Rosenwurz **(siehe Seite 57)** als Kapseln, geschnittene Wurzel, Filmtabletten, Pulver

FERTIGPRÄPARATE

Monopräparate:
Ashwagandha-Kapseln (Kräuterhaus Sanct Bernhard), Bio Cordyceps Pulver (Terra Elements), Cordyceps Vitalpilz (Terra Mundo), Cordyceps sinensis Kapseln (Allpharm®), Eleutherokokkus GPH Kapseln (Gall Pharma), Taigawurzel geschnitten (Natur Kräuter), Ginsengkapseln, Ginsengwurzeln (Florapharm), Korea Ginseng extra stark (Dr. Poelmann), Ginseng Alpha T Trinkampulle (Alpha C. Pharm), Curcumin-Phospholipid Kapseln (Dr. Jacob's®), Curcumin-Extrakt Turmeric (Supplementa), Curcuma Tropfen (Dr. Schulz®), Reishi Pulver (Vimergy), Reishi Flüssigextrakt (Hawlik® Gesundheitsprodukte), Bio Reishi/Ling Zhi Kapseln (Allpharm®), Rosenwurz Rhodiola Rosea 100/300 mg (Sunday Natural), Vitango® Filmtabletten (Schaper & Brümmer), Rosenwurz Pulver (Kräuterparadies Lindig), Rosenwurz geschnitten (Krauterie)

Kombipräparate:

- Basis-immun Tabletten (Synomed, Mix aus Reishi, Maitake und Zink für eine normale Funktion des Immunsystems)
- curcumin-Loges® Kapseln (Loges, Mix aus Curcuma und Vitamin D_3 zur Stärkung der Abwehrkräfte)

AUTOIMMUNERKRANKUNGEN

Sollten Sie an einer Autoimmunerkrankung (Beispiele sind Rheuma, Hashimoto, Multiple Sklerose, Morbus Crohn) leiden, ist eine zu starke Aktivierung des Immunsystems nicht gewünscht, da damit überschießende Reaktionen hervorgerufen werden können. Nach heutigem Kenntnisstand haben die meisten Adaptogene aber eine immunmodulierende Wirkung. Das heißt, ein zu schwaches Immunsystem wird aktiviert und ein überschießendes Immunsystem wird gebremst. Ashwagandha, Rosenwurz, Kurkuma, Cordyceps und Reishi gehören zu dieser Gruppe. Dagegen können die Taigawurzel oder Ginseng das Immunsystem stark aktivieren. Im Zweifel befragen Sie bitten Ihren behandelnden Arzt.

REZEPTE

IMMUNSTÄRKENDES ELIXIER

ZUR ABWEHR VON INFEKTEN

30 g fein geschnittene Rosenwurz und 20 g fein geschnittene Taigawurzel in eine saubere Flasche mit weitem Hals füllen und mit 1 l trockenem Rotwein (möglichst in Bio-Qualität) übergießen. Den Ansatz mindestens zwei Wochen unter täglichem Wenden durchziehen lassen. Danach die Wurzelanteile abseihen und das aufgefangene Elixier erneut in die Flasche füllen. Der Trank ist etwa ein halbes Jahr haltbar.

Hinweis: Von dem Elixier trinken Sie 2-mal täglich ein Schnapsgläschen voll vor dem Essen. Robuste Naturen, die nicht so schnell auf Stimulanzien ansprechen, können auch ein Likörgläschen voll zu sich nehmen.

TEE AUS ROSENWURZ, HAGEBUTTEN & CO

TOP FÜRS IMMUNSYSTEM

25 g fein geschnittene Rosenwurz, 25 g geschrotete Hagebutten, 25 g geschrotete Weißdornfrüchte und 25 g fein geschnittene Brennnesselblätter in einem großen Glas mischen. Jeweils 1 gehäuften TL davon entnehmen und mit 200 ml siedendem Wasser übergießen. 10 Min. ziehen lassen. Den Tee nun abseihen und die Kräuter dabei mit einem Löffel in das Sieb drücken, um in den Genuss der vollen Wirkstoffe zu kommen.

Hinweis: Zur Prophylaxe können Sie täglich 1 Tasse des die Immunkraft stärkenden Tees trinken. Wenn Sie bereits die ersten Anzeichen eines Infektes spüren, erhöhen Sie die Dosis und trinken täglich 2 Tassen davon. Die im Rezept angegebene Menge reicht für etwa 40 Tassen Tee.

TINKTUR AUS TAIGAWURZEL

KRÄFTIGUNG DES IMMUNSYSTEMS

20 g getrocknete, zerkleinerte Taigawurzel in ein sauberes Glas mit Schraubdeckel füllen und mit 100 ml hochprozentigem Alkohol (70 %) übergießen. Den Ansatz 3–4 Wochen an einem dunklen Ort stehen lassen und das Glas täglich wenden. Dann die Feststoffe durch ein feinmaschiges Teesieb abseihen. Die Tinktur in ein Pipettenfläschchen aus braunem Glas umfüllen und beschriften.

Hinweis: Die Tinktur ist länger als 1 Jahr haltbar. Zur Prophylaxe nehmen Sie 2-mal täglich zwischen den Mahlzeiten 10 Tropfen mit etwas Wasser verdünnt ein. Bei einsetzenden Infekten die Dosis auf 20 Tropfen erhöhen.

WAS SIE ZUSÄTZLICH TUN KÖNNEN

- Lebendiges Wasser aus artesischen Quellen, das ohne Pumpen an die Oberfläche tritt, transportiert Abfallprodukte aus den Zellen optimal ab. Damit halten Sie Ihr Immunsystem stabil. Hinzu kommen gesunde Ernährung, Bewegung, guter Schlaf sowie wenig Stress, Alkohol und Nikotin.
- Ist das Immunsystem bereits etwas angeschlagen, kann ein Multivitaminpräparat sinnvoll sein (Vitamin A, B-Komplex, C, D, E plus Zink und Selen).
- Etwa 80 Prozent unserer Immunzellen sind im Darm angesiedelt. Eine gesunde Darmflora ist für ein stabiles Immunsystem besonders wichtig. Oft fehlen aber sogenannte gute Darmbakterien wie Lactobazillen und Bifidobakterien, die Sie dann unter anderem als Pulver oder in Kapselform (Beispielpräparat: Omni Biotic®) zu sich nehmen können.
- Meiden Sie Menschenansammlungen. Durch Husten oder Niesen, also per Tröpfcheninfektion, werden viele Viren verteilt. Dagegen können Sie sich kaum schützen. Meiden Sie daher engen Körperkontakt wie Umarmungen oder Händedruck.

Gegenseitige Rücksichtnahme: Mit dem Einhalten der Niesetikette schützen Sie Ihr Gegenüber vor Erregern.

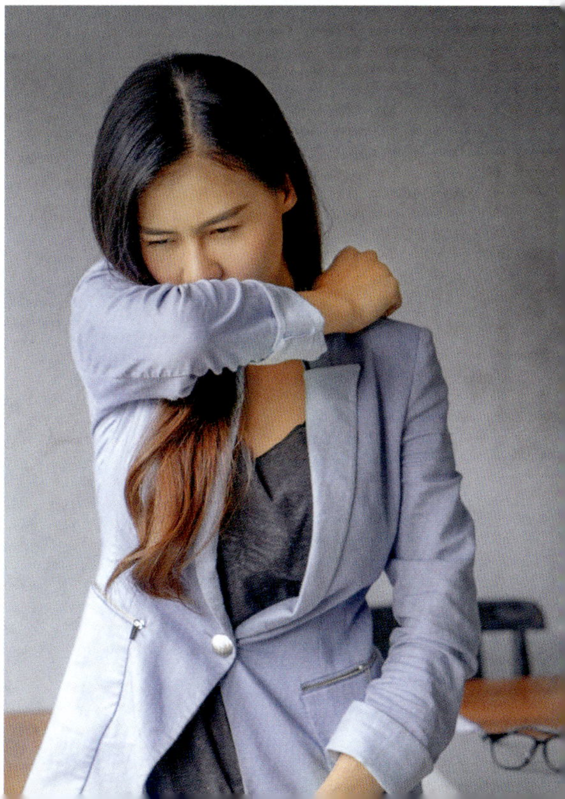

ENTZÜNDUNGSHEMMENDE WIRKSTOFFE

Adaptogene und ihre Inhaltsstoffe rücken mehr und mehr ins Blickfeld der Forschung. In Studien an verschiedenen Universitäten zeigten sich in jüngster Zei die positiven Eigenschaften folgender Stoffe:

EGCG …

… ist ein Antioxidans und macht etwa ein Drittel der Trockenmasse von grünem Tee aus. Studienergebnisse eines Teams an der Universität Pennsylvania lassen vermuten, dass EGCG auch entzündungshemmende Eigenschaften hat, die beispielsweise bei der Behandlung chronisch-entzündlicher Darmerkrankungen nützlich sein können.

GINSENOSIDE …

… sind die Hauptklasse der bioaktiven Stoffe des Ginsengs. Koreanische Forscher konnten zeigen, dass Ginsenoside große Fresszellen, sogenannte Makrophagen, aktivieren, die bei Entzündungsprozessen Zelltrümmer aus körpereigenen und fremden Stoffen (Viren, Bakterien) beseitigen.

ROSAVIN UND SALIDROSIN

… sind wirksamkeitsbestimmende Stoffe aus der Rosenwurz (**siehe Seite 57 und 119**). Sie wurden von einem internationalen Forscherteam auf ihr entzündungshemmendes Potenzial bei Krankheiten wie Multipler Sklerose, Parkinson oder Alzheimer untersucht. Die Wissenschaftler fanden heraus, dass beide Stoffe zur Verringerung von Entzündungsreaktionen führen.

SCHISANDRIN A …

… ist ein Lignin (Stützmaterial in Pflanzen, das Festigkeit gibt) aus den Früchten der Schisandra. Studien aus China zeigten, dass durch Schisandrin A Entzündungsfaktoren und die Zahl der freien Radikale im Körper deutlich abnahmen. Diese werden als Hauptfaktoren für einen Schlaganfall gesehen.

WITHANOLIDE …

… sind eine Gruppe chemischer Verbindungen, die in Ashwagandha vorkommen. Ein Forscherteam der Universität Michigan konnte neben adaptogenen auch entzündungshemmende Eigenschaften nachweisen und das bei so gut wie keinen Nebenwirkungen. Deshalb darf wohl davon ausgegangen werden, dass Withanolide künftig bei der Behandlung chronisch-entzündlicher Erkrankungen (einschließlich Autoimmunerkrankungen, Krebs und neurodegenerativen Erkrankungen) eine Rolle spielen werden.

ENTZÜNDUNGEN

Eng verbunden mit dem Immunsystem sind Entzündungsreaktionen. Normalerweise ist eine akute Entzündung eine biologisch sinnvolle Abwehrreaktion, um körperfremde Stoffe wie Viren, Bakterien, Parasiten, Holzsplitter oder Gifte aus dem Körper zu beseitigen. Dagegen haben chronische Entzündungen ihre Ursache oft in einer Über- oder Fehlreaktion des Immunsystems. Übermäßiger Stress, zu wenig Tageslicht, Schlaf- und Bewegungsmangel sowie Ernährungsfehler spielen dabei eine Rolle. Die Abwehrzellen des Immunsystems können überreagieren und körpereigenes Gewebe angreifen. Haut, Knochen, Organe, Nervenzellen werden beschädigt und die betroffenen Gebiete sind in der Folge permanent entzündet.
Adaptogene wie Ashwagandha, Brennnessel, Cordyceps, Goji oder Süßholz lindern vor allem ein chronisches Entzündungsgeschehen, etwa bei Rheuma, Arthritis und anderen Autoimmunprozessen. Der Reishi-Pilz ist in der Lage, die für das Entzündungsgeschehen mitverantwortliche Histaminausschüttung zu unterdrücken. Stark entzündungshemmend wirkt Kurkuma, vor allem in Kombination mit Weihrauch.

HEILPFLANZEN

- Ashwagandha (**siehe Seite 42**) als Tinktur, Pulver, Kapseln
- Brennnessel (**siehe Seite 43**) als Kraut oder Gemüse
- Cordyceps (**siehe Seite 45**) als Pulver, Extrakt, Kapseln
- Ginseng (**siehe Seite 47**) als Pastillen, geschnittene Wurzel, Extrakt, Pulver, Tee
- Goji (**siehe Seite 49**) als getrocknete Beeren, Direktsaft, Kapseln, Pulver
- Kurkuma (**siehe Seite 53**) als Kapseln mit und ohne Weihrauch, Tropfen, Extrakt, Wurzelpulver.
- Reishi (**siehe Seite 56**) als Pulver, Pulverkapseln, Extrakt, Flüssigextrakt, geschrotet zum Aufgießen als Tee
- Schisandra (**siehe Seite 59**) als getrocknete Beeren, Kapseln, Extrakt, Fruchtpulver zum Aufgießen als Tee oder zum Einrühren in Smoothies und Getränke
- Süßholz (**siehe Seite 60**) als geschnittene oder pulverisierte Wurzel, Tee, Kapseln, Saft

FERTIGPRÄPARATE

Monopräparate:
Ashwagandha Tinktur (Kasimir+Liselotte), Bio Ashwagandha Pulver (Terra Elements), Ashwagandha-Kapseln (Kräuterhaus Sanct Bernhard), Rheuma HEK® 268 mg Hartkapseln (Strathmann), Brennnesselblätter Tee (Sidroga®), Cordyceps sinensis Kapseln (Allpharm), Bio Cordyceps Pulver (Terra Elements), Orgaplasma® (Ardeypharm), Roter Imperial Ginseng von Gintec®, Goji-Beeren (Foodspring®), Bio-Goji-Vitalsaft (Kräuterhaus Sanct Bernhard), Goji Beeren Pulver Bio (Purasana), Curcuma Tropfen (Dr. Schulz®), Kurkuma Wurzel-

pulver (Sanatur), Reishi geschrotet (Hawlik® Gesundheitsprodukte), Reishi Bio Pulver und Pulverkapseln (Wohlrab Pilze), Schisandra Früchte ganz – Schisandra chinensis (Natur-Kräuter), Bio Schisandra Pulver (Terra Elements), Aurica® Süßholzwurzel Tee, Süßholz Kapseln (AyudaVital), Süßholzwurzel gemahlen (Krauterie)

Kombipräparate:

- curcumin-Loges® plus Boswellia Kapseln (Loges, Mix aus Kurkuma, Weihrauch und Vitamin D für eine gesunde Immunantwort bei Entzündungen)
- Reishi Extrakt Kapseln oder Flüssigextrakt (Hawlik®, Gesundheitsprodukte, Mix aus Reishi-Pilz und Vitamin C aus Acerola-Kirsche zur Stabilisierung des Immunsystems)

REZEPT

HÜHNERSUPPE MIT GINSENG

HÄLT LEIB UND SEELE ZUSAMMEN

1 große Zwiebel halbieren und mit der Schnittfläche nach unten ohne Fett auf dem Boden eines großen Topfs kurz anbräunen. Nun 1 küchenfertiges Suppenhuhn (Freiland- oder Biohaltung) in den Topf geben und mit kaltem Wasser übergießen, bis das Huhn bedeckt ist. Den Sud aufkochen, dann 1 EL Apfelessig hinzugeben und alles etwa 2 Std. bei mittlerer Hitze köcheln lassen. Eventuell aufsteigenden Schaum abschöpfen. In der Zwischenzeit 1–2 Bund Suppengemüse (Karotten, Wurzelpetersilie, Lauch, Knollensellerie) putzen und klein schneiden. 2 Knoblauchzehen schälen und andrücken. Gemüse und Knoblauch zur Suppe geben. Außerdem je ein daumengroßes Stück Kurkuma und Ingwer, 1 TL Salz, frisch gemahlenen Pfeffer, etwas Petersilie, Liebstöckel und ½ TL Ginsengpulver in den Sud geben und alles weitere 2 Std. köcheln lassen. Zum Schluss das Huhn herausnehmen, die Suppe abseihen, das Fleisch von den Knochen lösen und in grobe Stücke zupfen. Dann die Fleischstücke wieder in die Suppe geben. Sollte die Suppe zu fett sein, das Fett mit einer Kelle abschöpfen. Die fertige Suppe heiß servieren und genießen.

Hinweis: Hühnersuppen sind seit Generationen ein Hausmittel, um Krankheiten zu überstehen oder sie erst gar nicht zu bekommen. Sie sind leicht verdaulich und enthalten jede Menge wichtige Mineralstoffe, Kollagen und Aminosäuren.

WAS SIE ZUSÄTZLICH TUN KÖNNEN

- Die Immunabwehr und Entsäuerung beginnt bereits im Mund. Regelmäßiges Zähneputzen ist unerlässlich. Auch Ölziehen mit Sonnenblumen- oder Olivenöl stärkt die natürliche Mikroflora der Mundhöhle. Dazu wird 1 EL des Öls morgens vor dem Zähneputzen mehrere Minuten durch die Zahnzwischenräume gezogen. Das mit Bakterien angereicherte Öl in ein Tuch spucken und in den Hausmüll werfen.

- Eine Entsäuerung mit viel pflanzlicher Nahrung, Basenprodukten und Nahrungsergänzungsmitteln auf der Basis von Citraten (Beispiel Magnesiumcitrat) regeneriert langfristig den Säure-Basen-Haushalt, der bei Entzündungsprozessen so gut wie immer in Richtung Säure tendiert.
- Mit basischen Tees können entzündungsbedingte Abfallprodukte besser ausgeschieden werden.

HERZGESUNDHEIT

Ohne Frage: Dauerstress schlägt aufs Herz. War doch Stress ursprünglich mit körperlicher Anstrengung (Angriff oder Flucht) verbunden. Das steigert die Herzfrequenz und wir laufen quasi auf Vollgas. Wenn Sie Ihr Auto stets mit Vollgas fahren, riskieren Sie einen Motorschaden und so viel anders ist das auch nicht bei uns: Dauerstress und ein anhaltender Vollgasmodus zeigen sich zunächst durch erhöhten Blutdruck, anschließend mit Gefäßveränderungen, die bis zum Herzinfarkt gehen können. Und dabei ist zwischenmenschlicher Stress in der Partnerschaft, Familie oder am Arbeitsplatz noch weitaus gefährlicher für das Herz als der übliche Alltagsstress. Auch hier können Adaptogene aber hilfreich gegensteuern: Reishi verbessert die Sauerstoffaufnahme im Blut, Rosenwurz schützt das Herz vor Arrhythmie und Weißdorn verstärkt die Kontraktionskraft bei einem schwachen Altersherz und gibt neue Energie.

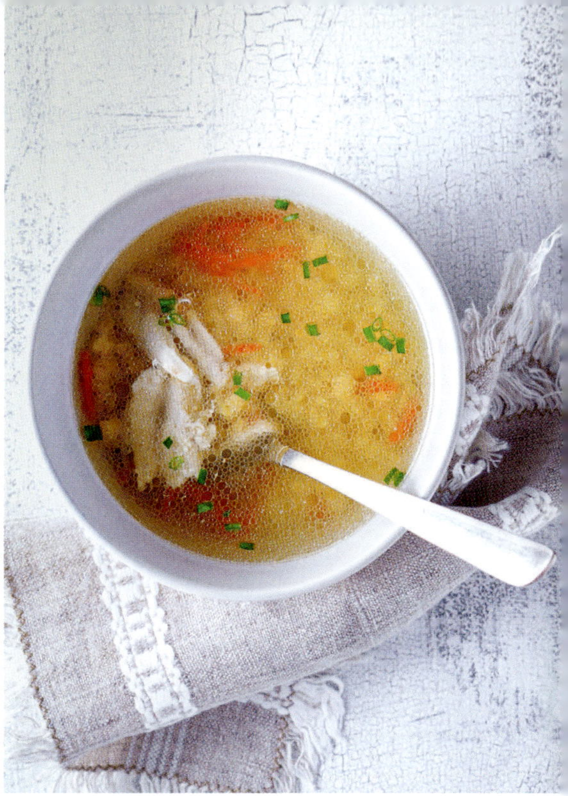

Nicht nur bei Erkältung top: Selbst gekochte Hühnersuppe wirkt Entzündungen effektiv entgegen.

HEILPFLANZEN

- Grüner Tee **(siehe Seite 50)** als Tee lose oder im Filterbeutel, Kapseln, Extrakt-Pulver
- Reishi **(siehe Seite 56)** als Pulver, Pulverkapseln, Extrakt, Flüssigextrakt, geschrotet zum Aufgießen als Tee
- Rosenwurz **(siehe Seite 57)** als Kapseln, geschnittene Wurzel, Pulver, Extrakt, Filmtablette
- Weißdorn **(siehe Seite 62)** als Heilpflanzensaft, Elixier, Kräutertropfen, Tabletten, Tee

FERTIGPRÄPARATE

Monopräparate:
Grüner Tee Extrakt (Pure Encapsulations®), Grüner Tee Japan Sencha (Kräuterhaus Sanct Bernhard), Reishi Pulver Bio und Reishi Extrakt Kapseln (Dr. Ehrenberger), Reishi geschrotet (Hawlik Vitalpilze), Rhodiola Rosea Kapseln (Pure Encapsulations®), Rosenwurz Pulver (Kräuterparadies Lindig), Vitango® Filmtabletten (Schaper & Brümmer), Schoenenberger® Weißdorn, Naturreiner Heilpflanzensaft, Salus® Weißdorn Elixier, Salus® Weißdorn-Kräutertropfen, Weißdorn Herz- und Kreislauftee (Sidroga®)

REZEPTE

WEISSDORNTEE

STÄRKT DIE KRAFT DES HERZENS

1 TL getrocknete Weißdornblätter und -blüten mit 150 ml kochendem Wasser übergießen und ziehen lassen. Nach 10–15 Min. abseihen und den Tee genießen.
Hinweis: Sie können über mehrere Wochen bis zu drei Tassen täglich davon trinken.

HERZWEIN

FÜR EINE GUTE SAUERSTOFFVERSORGUNG

2 Handvoll Weißdornbeeren verlesen, waschen und trocken tupfen. 1 Handvoll Weißdornblätter ebenfalls waschen und trocken tupfen. 1 Bio-Zitrone heiß abspülen und abtrocknen. Mit einem Sparschäler die Hälfte der Zitronenschale entfernen und diese nochmals halbieren. Zitronenschale, Beeren und Blätter mit 2 Stangen Ceylon-Zimt sowie 3 EL Honig in ein sauberes Ansatzglas geben. Mit 750 ml Bio-Rotwein übergießen. Das Glas verschlossen 3–4 Wochen an einem warmen Ort stehen lassen. Dabei regelmäßig schütteln. Den fertigen Wein filtern und in eine saubere Glasflasche füllen.
Hinweis: Der Wein ist etwa 6 Monate haltbar. Trinken Sie davon 1- bis 2-mal täglich ein Likörgläschen voll.

WAS SIE ZUSÄTZLICH TUN KÖNNEN

- Auf einem herzgesunden Speiseplan stehen viele Kräuter, wenig Salz und Zucker, Vollkornprodukte sowie reichlich Omega-3-Fettsäuren. Diese gesunden Fette sind vor allem in Leinöl und fetten Fischen wie Makrele und Lachs enthalten.
- Sorgen Sie für eine gute Nachtruhe. Acht Stunden Schlaf pro Nacht sind empfehlenswert. Regelmäßiger Schlafmangel (weniger als sechs Stunden) begünstigt das Entstehen von Bluthochdruck und ist ein Risikofaktor für Herzerkrankungen.
- Nehmen Sie die Treppe, statt Aufzug und Rolltreppe. Unser moderner Lebensstil verführt zu wenig Bewegung im Alltag.
- Täglich 20 Minuten zu meditieren, kann die Ausschüttung von Stresshormonen senken. Ein hoher Stresslevel kann zu Herzinsuffizienz und Herzinfarkt führen.

SO ERKENNEN SIE HERZPROBLEME

Adaptogene eignen sich bei Herzerkrankungen im Anfangsstadium gut als Heilmittel, im fortgeschrittenen Stadium können sie die medikamentöse Therapie unterstützen. Wenn Sie eines der folgenden Anzeichen bei sich beobachten, sollten Sie einen Arzt aufsuchen.

ATEMNOT BEI BELASTUNG

Bleibt Ihnen beim Treppensteigen plötzlich die Luft weg, kann das am Herz liegen. Herzschwäche, eine Verengung der Kranzgefäße, eine Herzmuskelentzündung oder ein Klappenfehler kommen infrage.

SCHMERZEN IM BRUSTKORB

Bedrohlich wird meist Herzstechen empfunden, vor allem wenn es regelmäßig oder für einige Minuten auftritt. Wird es von einem Engegefühl oder Atemnot begleitet, sollten Sie umgehend einen Arzt verständigen. Die Beschwerden können auf eine koronare Herzerkrankung, einen Infarkt, eine Herzmuskel- oder -beutelentzündung, einen Aortariss oder eine Lungenembolie hindeuten.

HERZRASEN, HERZSTOLPERN

Gleiches gilt für Extraschläge und wenn Sie das Gefühl haben, dass das Herz aus dem Takt gerät. Bei vielen Menschen kommt es dann auch zu Schwindel bis hin zur Ohnmacht. Tritt dies uur hin und wieder auf, besteht meist kein Grund zur Sorge. Kommt jedoch Atemnot hinzu, sollten Sie einen Arzt aufsuchen. Es könnten ein Klappenfehler, Bluthochdruck oder eine koronare Herzerkrankung vorliegen.

SCHWELLUNGEN (ÖDEME)

Einige Herzfehler wie auch chronische Lungenerkrankungen (Asthma, COPD) schwächen die rechte Herzhälfte. Dadurch kommt es zu Flüssigkeitsstau in den Geweben und zur Gewichtszunahme. Die Straßenschuhe passen nicht mehr und Beine und Knöchel sind geschwollen. Im Anfangsstadium bilden sich die Ödeme nur am Abend und gehen über Nacht wieder zurück. Im fortgeschrittenen Stadium bleiben sie bestehen.

Schnell erschöpft? Die Ursache könnte das Herz sein. Lassen Sie sich untersuchen, Früherkennung lohnt sich.

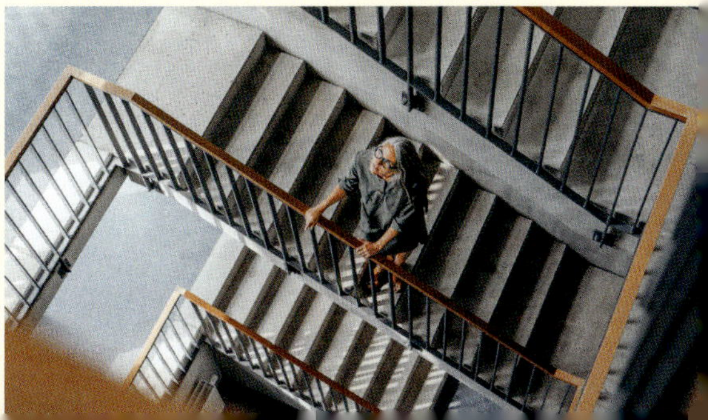

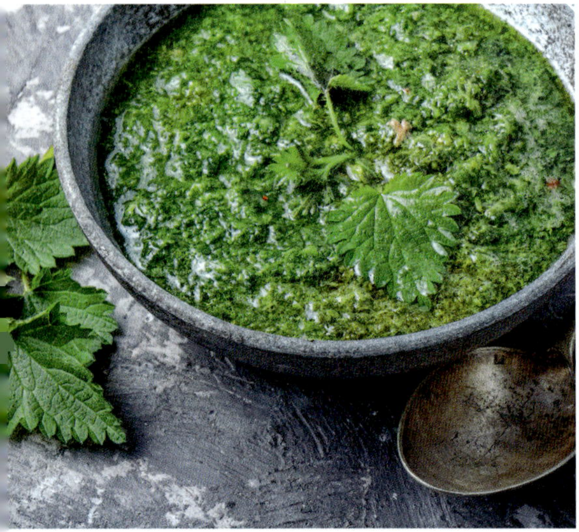

Gesund und ganz umsonst: Brennnesseln bereichern Ihren Speiseplan. Rezepte auf Seite 81 und 121.

ENTGIFTEN (LEBER, NIEREN)

Wer entgiften möchte, kommt nicht darum herum, sich mit den zentralen Ausleitungsorganen Leber und Nieren zu befassen. Beide Organe sind schnell überfordert, wenn Giftstoffe aus Arzneien, Schwermetalle (Blei aus Wasserrohren, Amalgam aus Zahnfüllungen), Strahlen oder Umweltgifte (Glyphosat, Feinstaub, Mikroplastik) den Körper belasten. Etwa 1500 Liter Blut strömen täglich durch unsere Nieren, daraus werden 1,5 Liter Urin gebildet, der harnpflichtige Substanzen und wasserlösliche Toxine ausleitet.
Die Leber ist gleich in zwei Blutkreisläufe eingebunden und bekommt viele Nährstoffe direkt aus dem Darm. Jedoch passiert auch fast jedes Toxin das rund 1,5 Kilogramm schwere Organ. Adaptogene wie die Brennnessel, Grüntee, Reishi und auch Heiliges Basilikum unterstützen Leber und Nieren beim Entgiften. Eleutherococcus schützt vor toxischen Substanzen wie Arzneien, Strahlen und Umweltgiften, indem sie unter anderem hilft, Hormone in der Leber schneller abzubauen und Giftstoffe aus den Nieren zu filtern. Ginseng verbessert die Widerstandskraft gegen Umwelteinflüsse und chemische Einflüsse (Toxine, Strahlen- und Chemotherapie). Goji senkt zu hohe Cholesterinwerte, Kurkuma erhöht den Gallefluss und leitet Schwermetalle aus. Die Rosenwurz verbessert die Widerstandskraft gegen schädliche Einflüsse, Schisandra erhöht die Enzymproduktion in der Leber und schützt vor chemischen Toxinen. Und last but not least ist Süßholz eine Art Gegengift für viele toxische Substanzen.

HEILPFLANZEN

- Brennnessel (**siehe Seite 43**) als Tee, Presssaft, Gemüse
- Eleutherococcus (**siehe Seite 46**) als Fluidextrakt, Kapseln, pulverisierte Wurzel
- Goji-Beeren (**siehe Seite 49**) als frische oder getrocknete Früchte, Direktsaft, Kapseln, Pulver
- Grüner Tee (**siehe Seite 50**) lose oder im Filterbeutel, Kapseln, Extraktpulver
- Heiliges Basilikum (**siehe Seite 52**) gepulvert in Kapseln oder lose, als Tee und Blättersaft

- Kurkuma (**siehe Seite 53**) als Kapsel mit und ohne Piperin, Tropfen, Extrakt, Wurzelpulver
- Reishi (**siehe Seite 56**) als Pulver, Pulverkapseln, Extrakt, Flüssigextrakt, geschrotet zum Aufgießen
- Rosenwurz (**siehe Seite 57**) als geschnittene Wurzel, Kapseln, Pulver, Filmtabletten
- Schisandra (**siehe Seite 59**) als getrocknete Beeren, Kapseln, Extrakt, Fruchtpulver zum Aufgießen als Tee oder zum Einrühren in Smoothies und Getränke
- Süßholz (**siehe Seite 60**) als geschnittene oder pulverisierte Wurzel, Kapseln, Saft

FERTIGPRÄPARATE

Monopräparate:

Brennnesselblätter lose, im Beutel (Bombastus), Schoenenberger Brennnessel, Naturreiner Heilpflanzensaft, Sibirischer Ginseng (Eleuthero) Pulver (Lymeherbs), Goji-Beeren (Allcura Naturheilmittel), Goji Direktsaft (Rabenhorst®), Goji Beeren Pulver Bio (Purasana), Grüner Tee Sencha (Aurica®), Grüner Tee Extrakt (Fairvital), Dr. Groß Bio Tulsitee, Bio Tulsi Pulver (Terra Elements), Tulsi Saft (TopOp), Curcuma Forte mit NovaSol® Curcumin (Botanicy), Curcuma Tropfen (Dr. Schulz®), Reishi-Kapseln Bio (Medicom), Reishi geschrotet oder Flüssigextrakt (Hawlik® Gesundheitsprodukte), Rosenwurz (Wurzel) geschnitten (Krauterie), Rosenwurz Pulver (Kräuterparadies Lindig), Vitango® Filmtabletten (Schaper & Brümmer), Schisandrabeere (HerbisNatura), Bio Schisandra Pulver (Terra Elements), Schisandra 600 mg Kapseln (11A Nutritheke), Süßholz Kapseln (AyudaVital), Jura Süßholzsaft, Süßholzwurzel geschnitten (Jura Pharm. Fabrik Gollwitzer KG).

Kombipräparate:

- EGCG Kapseln 400 mg + Piperin + Vitamin C (Sunday Natural, zur Unterstützung der körpereigenen Entgiftung)
- Kurkuma Plus Curcumin & Piperin Kapseln (Sanatur, regt die Leberfunktion an)

REZEPT

TEE AUS ADAPTOGENER MISCHUNG

IDEAL ZUR ENTGIFTUNG

Grünen Tee (Sencha), Brennnesselblätter, geschroteten Reishi, Goji-Beeren und Kurkumapulver zu gleichen Teilen mischen. Von der Mischung 1 gehäuften TL mit 1 Tasse heißem Wasser überbrühen, 10 Minuten ziehen lassen, dann abseihen.

Hinweis: Trinken Sie von diesem Tee täglich 2 Tassen kurmäßig über 4 Wochen.

WAS SIE ZUSÄTZLICH TUN KÖNNEN

- Ausreichend zu trinken (täglich bis zu 3 Liter Wasser) hat oberste Priorität für die Nierenfunktion (Ausnahme sind Herz- und Nierenfunktionsstörungen).
- Machen Sie warme Leberwickel (am besten nach dem Mittagessen). Dazu ein Hand-

tuch falten, in heißes Wasser tauchen, auswringen und unterhalb des rechten Rippenbogens etwa 30 Minuten auflegen. Mit einem Wolltuch abdecken und eine Stunde nachruhen. Der Wickel leitet Toxine aus und lindert Schlafstörungen und Stress. Anmerkung: Die Leber gilt in der TCM als Sitz von Wut und Zorn.

- Meiden Sie Alkohol, Nikotin, Fast Food und verzichtbare Medikamente.
- Viel Bewegung an der frischen Luft, heiße Saunagänge und ausreichend Schlaf unterstützen die Ausleitungsmaßnahmen.

TEE ODER TINKTUR?

Ein wässriger Auszug (Tee) ist grundsätzlich etwas weniger wirksam als ein alkoholischer Auszug (Tinktur), weshalb sich Tees besonders gut für die Selbstmedikation eignen. Alkohol löst jedoch mehr wirksame Heilstoffe als Wasser und ist zugleich ein gutes Konservierungsmittel. Auch eine Tinktur können Sie selbst zubereiten: 1 Teil Pflanzenmaterial wird mit 5 Teilen hochprozentigem Alkohol (Obstbrand) übergossen. Diesen Ansatz 14 Tage an einem dunklen Ort ziehen lassen, danach die Pflanzenteile abseihen. In braune Glasflaschen umfüllen und die Tropfen verdünnt in etwas Wasser einnehmen.

MAGEN-DARM-TRAKT

Der Magen-Darm-Trakt ist ein mehrere Meter langer Schlauch, der mit einer Schleimhaut überzogen ist. Schädigungen oder Reizungen dieser Schleimhautschicht führen zu Schmerzen und Verdauungsstörungen. Stress kann auf den Magen schlagen (Gastritis) und auch der Darm reagiert oft empfindlich auf Stress. Ein sogenannter Reizdarm kann sich durch Blähungen, Verstopfung wie auch Durchfall äußern. Kurkuma pflegt die Magen-Darm-Flora, lindert Verdauungsbeschwerden wie Völlegefühl und Blähungen. Grüntee mit viel Gamma-Aminobuttersäure (GABA) hat entspannende und beruhigende Eigenschaften und sorgt für Ruhe bei einem nervösen Darm. Schisandrabeeren werden traditionell bei Durchfall gekaut (eine kleine Handvoll davon gut durchkauen). Süßholz ist das richtige Mittel bei Magenschleimhautentzündungen, Sodbrennen und Verstopfung.

HEILPFLANZEN

- Grüner Tee mit viel GABA **(siehe Seite 50)** lose oder im Filterbeutel
- Kurkuma **(siehe Seite 53)** als Kapseln mit und ohne Piperin, Tropfen, Extrakt, Pulver
- Schisandra **(siehe Seite 59)** als getrocknete Beeren, Kapseln, Extrakt, Fruchtpulver zum Aufgießen als Tee oder zum Einrühren in Smoothies und Getränke
- Süßholz **(siehe Seite 60)** als geschnittene oder pulverisierte Wurzel, Kapseln, Tee, Saft

FERTIGPRÄPARATE

Monopräparate:

Grüner Tee Bancha mit wenig Koffein (Sanitas), Curcu Truw® Kapseln (Med Pharma Service), Kurkuma Wurzelpulver (Sanatur), Curcuma Tropfen (Dr. Schulz®, Schisandra Früchte ganz – Schisandra chinensis (NaturKräuter), Schisandrabeere (HerbisNatura), Aurica® Süßholzwurzel Tee, Jura Süßholzwurzel geschnitten, Pulver oder Saft (Jura Pharm. Fabrik Gollwitzer KG).

Kombipräparat:

- curcumin-Loges® Kapseln (Loges, Mix aus Kurkuma-Extrakt mit Vitamin D hilft bei Verdauungsbeschwerden)

REZEPTE

SÜSSHOLZTEE

HILFT GEGEN SODBRENNEN

1 gehäuften TL fein geschnittene Süßholzwurzel in einem Topf mit ¼ l kaltem Wasser aufgießen und das Ganze erhitzen, bis es zu sieden beginnt. Kurz aufwallen und anschließend 10 Min. ziehen lassen. Abseihen und den Tee genießen.

Hinweis: Die maximale Tagesdosis beträgt zwischen 5 und 15 g Süßholzwurzel. Den Tee (wie auch alle anderen Süßholzprodukte) sollten Sie nicht länger als 4–6 Wochen in Folge zu sich nehmen. Bei längerer Anwendung kann Süßholz den Mineralstoffhaushalt Ihres Körpers aus dem Gleichgewicht bringen.

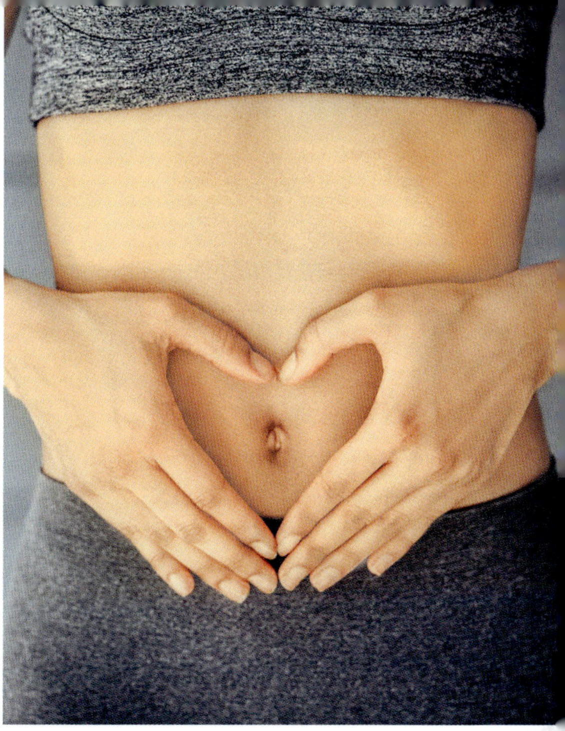

Bauchweh? Gesunde Ernährung und das richtige Stressmanagement helfen bei Verdauungsbeschwerden.

JASMINREIS MIT KURKUMA

SCHÜTZT EMPFINDLICHE MÄGEN

150 g Jasmin-Reis waschen, in einen Topf geben und ca. 250 ml Wasser auffüllen. Dann ½ TL Kurkumapulver, 2 Nelken und 1 Lorbeerblatt dazugeben und mit Meer- oder Steinsalz sowie Pfeffer aus der Mühle würzen. Den Reis unter mehrmaligem Rühren bei mittlerer Hitze ca. 15 Min. kochen lassen. Zum Schluss nochmals abschmecken. Lorbeerblatt und Nelken herausnehmen. 2 EL Olivenöl hinzugeben, umrühren und servieren.

WAS SIE ZUSÄTZLICH TUN KÖNNEN

- Verdauungsbeschwerden wie Bauchweh und Blähungen lassen sich gut mit Wärme und Ruhe lindern. Legen Sie eine Wärmflasche oder ein warmes Kirschkernkissen auf den Bauch und ruhen Sie etwas aus, das hat schon so manche Magen-Darm-Verstimmung geheilt.
- Reizmagen- und Reizdarm-Patienten profitieren oft von Heilerde. Das fein gemahlene Lößgestein ist ein reines Naturprodukt und normalisiert die Magen-Darm-Tätigkeit. Bei akuten Beschwerden 3-mal täglich 1 TL gelöst in Wasser zwischen den Mahlzeiten einnehmen (Beispielpräparat: Luvos®Heilerde magenfein).
- Bei Durchfall kann eine Möhrensuppe nach Dr. Moro helfen: Dafür 500 g Möhren mit 1 l Wasser 1,5 Stunden kochen, pürieren und mit 3 g Salz würzen.

LUNGE

Zu den Atemwegen zählen all jene Teile des Körpers, die beim Ein- und Ausatmen mit Luft durchströmt werden. Bronchien und Lunge sind Teil der unteren Atemwege, Nase und Nebenhöhlen gehören zu den oberen. Alle Teile verfügen über natürliche Abwehrmechanismen. Sie produzieren Schleim, der Bakterien und Viren an der Vermehrung hindern und der zudem ausgeworfen werden kann. Während der Reishi-Pilz und Heiliges Basilikum eine regenerierende Wirkung auf die Bronchialschleimhaut haben, sind Schisandra und Süßholz die richtigen Mittel, um die Lunge zu befeuchten und trockenen Husten und Heiserkeit zu behandeln.

HEILPFLANZEN

- Heiliges Basilikum (**siehe Seite 52**) gepulvert in Kapseln oder lose, als Tee und Blättersaft.
- Reishi (**siehe Seite 56**) als Pulver, Pulverkapseln, Extrakt, Flüssigextrakt, zum Aufgießen als Tee
- Schisandra (**siehe Seite 59**) als getrocknete Beeren, Kapseln, Extrakt, Fruchtpulver zum Aufgießen als Tee oder zum Einrühren in Smoothies
- Süßholz (**siehe Seite 60**) als geschnittene oder pulverisierte Wurzel, Kapseln, Tee, Saft

FERTIGPRÄPARATE

Monopräparate:

Tulsi Original Kräuter-Ergänzungs-Tee (Organic India®), Tulsi Saft (TopOp), Tulsi gemahlen Bio Pulver (Ayu Care), Holy Basil Bio Tulsi (Medicom), Reishi geschrotet (Hawlik® Gesundheitsprodukte), Reishi-Extrakt (Vita World), Reishi Pulver Bio (Dr. Ehrenberger), Schisandra Pulver Bio (Nutrisslim), Schisandrabeere (HerbisNatura), Schisandra Kapseln (Allcura), Süßholzwurzel geschnitten oder Pulver (Kräuterhaus Lindig), Aurica® Süßholzwurzel Tee, Süßholzsaft (Jura Pharm. Fabrik Gollwitzer KG).

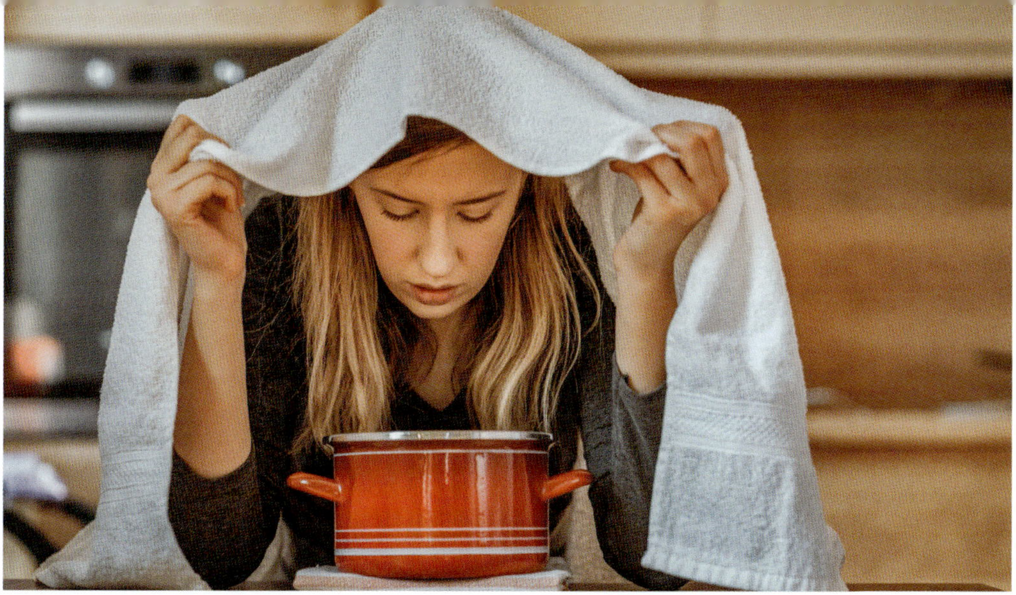

Entspannung für die Lungenbläschen: Ein heißer Kamilliendampf lindert aktuke Atemwegsbeschwerden.

REZEPT

TULSI-TEE

GUT BEI GRIPPALEN INFEKTEN

1,5–2 g gepulverte oder zerkleinerte Blätter des Heiligen Basilikums (Tulsi) mit 1 Tasse heißem Wasser übergießen, abdecken und 6 Min. ziehen lassen. Dann abseihen.
Hinweis: Trinken Sie davon 2 Tassen täglich. Alternativ können Sie auch 10–20 ml Blättersaft des Heiligen Basilikums mit einer Tasse heißem Wasser übergießen und trinken.

WAS SIE ZUSÄTZLICH TUN KÖNNEN

- Saunieren, heiße Bäder und Inhalationen (beispielsweise mit Salzwasser, 1 g Salz auf 100 ml Wasser, oder Kamillenzusatz, Kamillosan® Konzentrat) sind hilfreich. Durch die Wärmeeinwirkung entspannen sich die Lungenbläschen und die hohe Luftfeuchtigkeit befeuchtet die Schleimhäute in den Atemwegen, sodass mehr Schleim gebildet wird. Dieser ist wichtig für die Abwehr von Erregern.
- Gezielte Atemübungen helfen in stressigen Zeiten, bei sich selbst zu bleiben. Dazu brauchen Sie ein Gymnastikband oder Handtuch, das Sie zwischen den ausgestreckten Händen in Schulterhöhe gespannt halten. Tief durch die Nase einatmen und die ausgestreckten Arme über den Kopf heben, beim Ausatmen durch den Mund die Arme wieder in die Waagrechte vor den Körper bringen. Das Band die ganze Zeit gestreckt lassen.

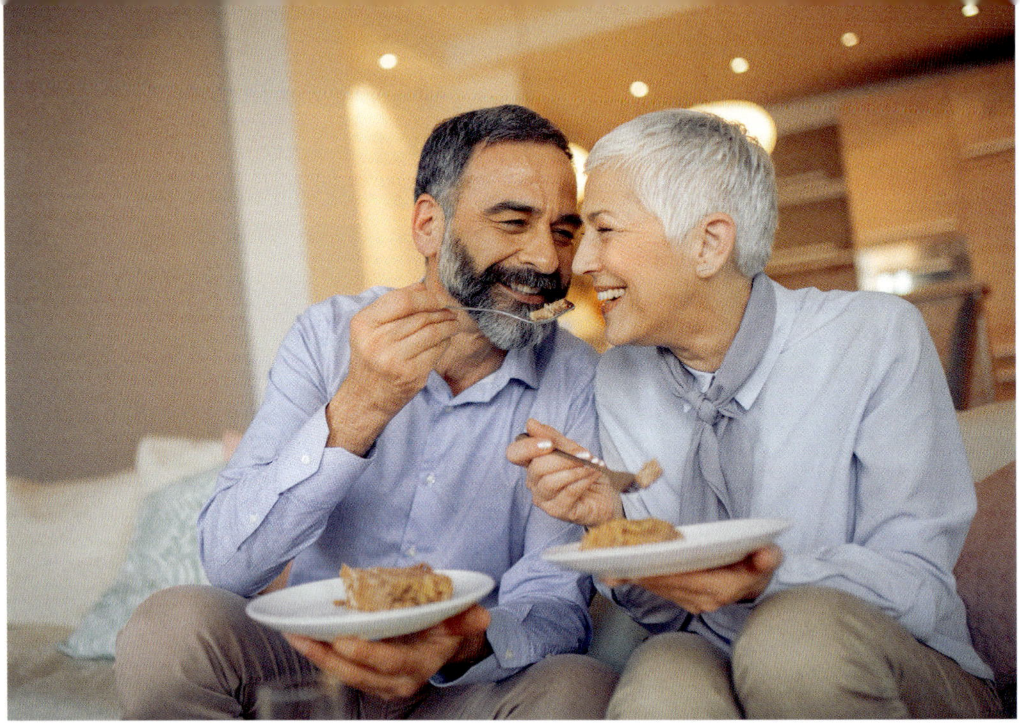

ERFÜLLTES LEBEN

Nur wenn wir uns in unserer Haut rundherum wohlfühlen, können wir auch entspannen, Stress abbauen und uns damit langfristig für unsere Gesundheit einsetzen. Wichtiger Bestandteil allgemeiner Zufriedenheit ist für viele eine erfüllte Sexualität. Adaptogene, die einen nachweislichen Einfluss auf das Hormonsystem haben, können nicht nur das sexuelle Verlangen positiv beeinflussen, sondern tragen auch dazu bei, dass wir uns insgesamt bis ins hohe Alter fit und gesund fühlen. Dabei geht es nicht darum, für immer jung zu bleiben, sondern vielmehr darum, in Würde und ohne vermeidbare körperliche Einschränkungen zu altern. Adaptogene wie die heimische Brennnessel, die vielseitig einsetzbare Maca-Pflanze oder die vitalisierende Ginsengwurzel unterstützen uns dabei.

LIBIDO

Heute nicht, Schatz! Die Libido, also das sexuelle Verlangen, kann im Laufe der Zeit aus verschiedenen Gründen nachlassen. Neben bestimmten Grunderkrankungen (Diabetes, neurologische Beschwerden, Herz-Kreislauf-Problemen) und Medikamenten (Antidepressiva, Lipidsenker, Herzmedikamente) spielen psychisch-soziale Ursachen wie auch hormonelle Veränderungen eine Rolle. Einige der hier vorgestellten Adaptogene wirken, wie wir gesehen haben, auf die Geschlechtshormone und können dadurch auch sexuelle Bedürfnisse beeinflussen. So sind Brennnesselsamen ein heimisches Aphrodisiakum und Maca gilt als eines der potentesten Mittel zur Steigerung der Lust und Potenz. Schisandra, Süßholz und Eleutherococcus heben den Östrogenspiegel an, was bei Frauen nach den Wechseljahren das sexuelle Verlangen steigern kann, und Ginseng und Rosenwurz wirken auf die Fortpflanzungsfunktion beim Mann und der Frau.

HEILPFLANZEN

- Ashwagandha (**siehe Seite 42**) als Kapseln
- Brennnessel (**siehe Seite 43**) als Samen in Müsli, Frischkäse oder Joghurt einrühren oder über den Salat streuen
- Cordyceps (**siehe Seite 45**) als Kapseln, Extrakt oder Pulver
- Eleutherococcus (**siehe Seite 46**) als Fluidextrakt, Kapseln, geschnittene oder pulverisierte Wurzel
- Ginseng (**siehe Seite 47**) als Kapseln, Wurzel oder Extrakt, Pulver über Speisen gestreut
- Maca (**siehe Seite 54**) als Kapseln, Pulver, Extrakt, Kombipräparat mit B-Vitaminen und Zink
- Rosenwurz (**siehe Seite 57**) als Kapseln, geschnittene Wurzel, Pulver, Extrakte
- Schisandra (**siehe Seite 59**) als getrocknete Beeren, Kapseln, Extrakt, Fruchtpulver zum Aufgießen als Tee oder zum Einrühren in Smoothies oder Getränke
- Süßholz (**siehe Seite 60**) als Kapseln, geschnittene oder pulverisierte Wurzel, Saft

FERTIGPRÄPARATE

Monopräparate:
Bio Ashwagandha Kapseln (Sunday Natural), Bio Brennnesselsamen ganz (Vita Natura®), Vitalpilz Cordyceps Pulver oder Kapseln (Pilze Wohlrab), Taigawurzel geschnitten oder pulverisiert, Eleuthero Kapseln (Pure Encapsulations®), Eleu Curarina® Tropfen (Harras Pharma), Ginsengkapseln, Ginsengwurzeln (Florapharm), Maca Kapseln (Endima®), Maca Aktiv 800 (Allpharm® Premium), Bio Maca Kapseln (Allcura), Bio-Maca-Pulver (Kräuterhaus Sanct Bernhard), Rosenwurz Pulver (Kräuterparadies Lindig), Rosenwurz Rhodiola Rosea 300 mg hochdosiert (Sunday Natural), Schisandrabeere (HerbisNatura), WuWeiZi Schisandra 500 mg Kapseln (Vita World), Schisandra Pulver Bio (Nutrisslim), Süßholzwurzel 350 mg GPH Kapseln (Gall Pharma),

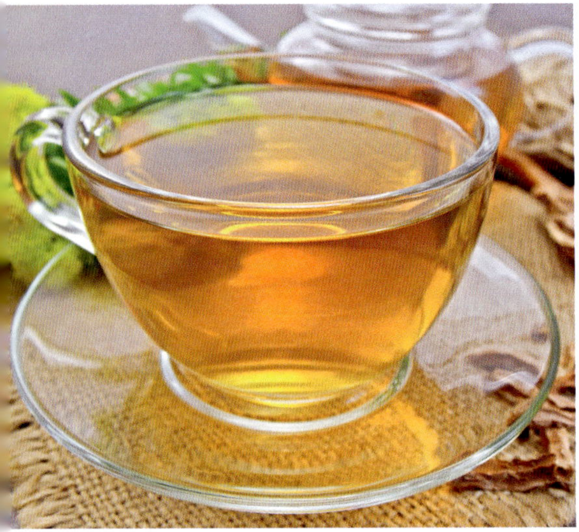

Leistungsoptimierung in allen Bereichen: Rosenwurz stärkt die Libido und sorgt für sexuelle Erfüllung.

Süßholzwurzel gemahlen (Krauterie), Süßholzsaft (Jura Pharm. Fabrik Gollwitzer KG)

Kombipräparat:

- Maca Pulver Mix (GrünHochZwei, Mix aus gelbem, rotem und schwarzem Macapulver – eine traditionelle Anwendung für Liebestränke)

REZEPT

MACA-SMOOTHIE

FRUCHTIGER GENUSS

1 Apfel, 1 Banane und 1 Orange schälen und in Stücke schneiden. In einen Mixer geben und 100 ml Milch oder Mandeldrink sowie ½ TL Honig oder Agavensirup und 1 TL Bio-Macapulver hinzufügen. Alles so lange pürieren, bis eine cremige Masse entsteht. In ein Glas füllen und am besten kalt servieren.

WAS SIE ZUSÄTZLICH TUN KÖNNEN

- Slow Sex sorgt für mehr Gefühl und Achtsamkeit und fördert die Ausschüttung von Oxytocin.
- Auch ein trainierter Beckenboden sorgt für mehr Empfindsamkeit beim Sex. Vor allem nach einer Geburt und nach den Wechseljahren ist das Training sinnvoll.
- Raus aus der Komfortzone: Eine gemeinsame Nacht im Hotel ist oft viel aufregender als das Bett zu Hause.

OXYTOCIN

In der Hirnanhangdrüse wird das »Kuschelhormon« Oxytocin gebildet. Es spielt nicht nur eine wichtige Rolle in der Mutter-Kind-Beziehung, der Oxytocin-Schub nach dem Orgasmus löst beim Mann auch einen Beschützerinstinkt aus. Bei Frauen wird die Produktion schon durch Streicheleinheiten ausgelöst und hat zudem eine luststeigernde Wirkung. Einige Forscher halten es für wahrscheinlich, dass durch Adaptogene alle Funktionen der Hypophyse – und damit auch die Oxytocinausschüttung – optimiert werden.

GUT ERFORSCHT: DIE ROSENWURZ

Die Rosenwurz kann sich besonders gut an die Umwelt anpassen – und das ganz ohne Stress für die Pflanze. Diese Fährigkeit wird bei der Einnahme auch auf uns Menschen übertragen.

SCHNELLE WIRKUNG

Schon nach einmaliger Einnahme eines Rosenwurzextraktes kann in einigen Hirnarealen eine höhere Aktivität an Alpha-Wellen gemessen werden. Diese dominieren, wenn wir uns in einem entspannten Zustand befinden. Daraus lässt sich schließen, dass Rosenwurz belastende Hirnaktivitäten unterdrückt und entspannende stimuliert.

BESSERE SEXUALFUNKTION

Rosenwurz verbessert die Sexualfunktionen. Studien russischer Forscher zeigten nach der Gabe von Rosenwurz nicht nur eine allgemein gesteigerte Leistungsfähigkeit, bei Frauen kam es zudem zu einer Normalisierung unregelmäßiger Regelblutung und einer Verbesserung der Fruchtbarkeit. Männer mit Erektionsstörungen berichteten von mehr sexueller Lust und Ausdauer.

HILFE BEI BURN-OUT

Jeder fünfte Erwerbstätige kennt Burn-out oder Burn-out-ähnliche Phasen. Bei Studien zur Wirksamkeit von Rosenwurzextrakt gegen Burn-out zeigte sich schon nach einer Woche der dreimonatigen Behandlung bei der Mehrzahl der Teilnehmer eine relevante Verbesserung. Symptome wie Erschöpfung und anhaltende Müdigkeit, Antriebslosigkeit oder Anspannung besserten sich deutlich.

FÜR STUDIERENDE UND DENKER

Die Rosenwurz kann auch dazu beitragen, die Leistungsfähigkeit des Gehirns zu steigern. Denn sie fördert die Empfindlichkeit bestimmter Neuronen sowie der Neurotransmitter Serotonin und Dopamin. Durch die dadurch verbesserte Kommunikation zwischen den Gehirnzellen werden die kognitiven Funktionen optimiert und das Lernen fällt leichter.

LEISTUNGSSTEIGERUNG IM SPORT

Die körperliche Ausdauer wird durch Rhodiola gesteigert. Gleichzeitig verkürzt sich die Erholungsphase nach dem Sport. Außerdem konnten Wissenschaftler eine Normalisierung des CRP-Blutspiegels messen. Erhöhte CRP-Werte weisen auf Entzündungsreaktionen hin, die durch eine Überbeanspruchung der Muskeln im Sport entstehen können.

ANTI-AGING

Natürlich können wir den Alterungsprozess nicht aufhalten, aber wir können ihn hinauszögern. So schützen Adaptogene vor Alterserscheinungen und altersbedingten Erkrankungen, da sie schädliche freie Radikale im Körper neutralisieren. Eine straffe Haut, glänzendes und volles Haar und ein gesundes langes Leben sind dank der vielen Antioxidanzien einiger Adaptogene eine mögliche und stets willkommene Folge.
Der Reishi-Pilz etwa ist für ältere Menschen, die einen Mangel an Lebensenergie haben, von Vorteil. Grüner Tee und Goji-Beeren sind besonders stark im Neutralisieren freier Radikale und Ginseng – die sogenannte Menschenwurzel – gilt in seinen Heimatländern seit jeher als lebensverlängerndes Heilmittel. Aber auch die heimische Pflanzenwelt kann mithalten: Die Samen der Brennnesselstauden gelten ebenfalls als lebensverlängernd.

HEILPFLANZEN

- Ashwagandha **(siehe Seite 42)** als Kapseln, Pulver
- Brennnessel **(siehe Seite 43)** als Samen, frisch oder getrocknet im Müsli und Salat
- Cordyceps **(siehe Seite 45)** als Kapseln, Extrakt oder Pulver
- Ginseng **(siehe Seite 47)** als Kapseln, Wurzel, Extrakt, Pulver, Trinkampulle, Tee
- Goji-Beeren **(siehe Seite 49)** als frische oder getrocknete Früchte, Direktsaft, Kapseln, Pulver
- Grüner Tee **(siehe Seite 50)** als Tee offen oder Filterbeutel, Kapseln oder Extraktpulver
- Maca **(siehe Seite 54)** als Kapseln, Pulver, Extrakt
- Reishi **(siehe Seite 56)** als Pulver, Pulverkapseln, Extrakt, Instantpulver, Flüssigextrakt, geschrotet zum Aufgießen als Tee

FERTIGPRÄPARATE

Monopräparate:
Ashwagandha-Kapseln (Kräuterhaus Sanct Bernhard), Bio Ashwagandha Pulver (Terra Elements), Bio Brennnesselsamen ganz (Bio Natura), Cordyceps CS-4-Kapseln (Zein Phar-

ZUBEREITUNG VON GRÜNEM TEE

Anders als bei den meisten Teesorten sollten Sie zum Aufgießen von grünem Tee kein kochendes, sondern auf circa 70–80 Grad Celsius abgekühltes Wasser verwenden und den Tee darin auch nur 1,5–2 Minuten ziehen lassen. Er ist dann für bis zu drei Aufgüsse geeignet, wobei jeder einen anderen Charakter aufweisen und der erste am meisten Koffein enthalten wird. Je hochwertiger die Qualität des Tees, desto mehr Aufgüsse können Sie machen. Die Anzahl hängt auch von Ihrem persönlichen Geschmack ab.

ma®), Ginsengkapseln, Ginsengwurzeln (Florapharm), Roter Ginseng Instant Tee (Allcura Naturheilmittel), Bio-Goji Vitalsaft (Kräuterhaus Sanct Bernhard), Goji Beeren Pulver Bio (Purasana), Grüner Tee Kapseln (Allcura Naturheilmittel), Salus Grüner Tee Bio Filterbeutel, Grüner Tee Extrakt (Pure Encapsulations®), Benifuuki Grüntee (Sunday Natural), Bio Maca Pulver (Amazonas), Reishi Bio Pulver oder Puverkapseln (Wohlrab Pilze)

Kombipräparate:

- Maca 350 mg GPH Kapseln (Gall Pharma, Mix aus Maca, B-Vitaminen und Zink – normalisiert den Energiestoffwechsel)
- Maca Pulver Mix (GrünHochZwei, Mix aus gelber, roter und schwarzer Maca – steigert die Aktivität)
- Reishi Flüssigextrakt (Hawlik® Gesundheitsprodukte, Mix aus Reishi, Vitamin C, Zink und Kalium für mehr Lebensenergie)

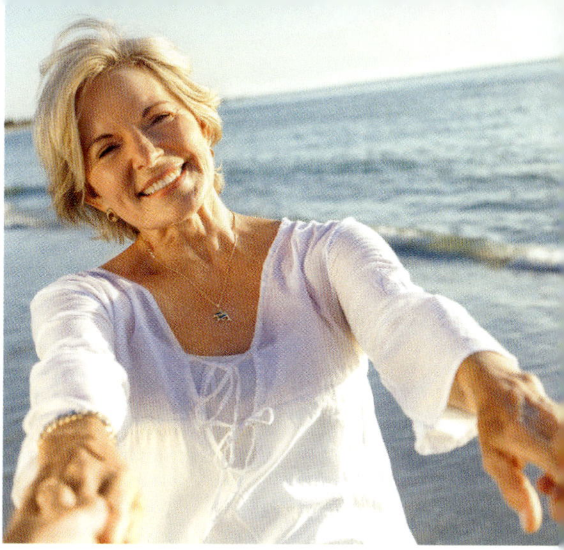

Aktiv und schön bis ins hohe Alter: Adaptogene helfen uns, unsere Lebensenergie zu bewahren.

REZEPT

BRENNNESSEL-TOMATEN-SALAT

LEICHTE ANTI-AGING-MAHLZEIT

100 g Brennnesseln waschen, mit Handschuhen die Blätter von den Stielen zupfen und mit einem Nudelholz durchwalken, damit die Brennhaare brechen. 1 kleine rote Zwiebel schälen und in feine Ringe schneiden. 2 vollreife Tomaten waschen und in Würfel schneiden. Etwas Apfelessig und Pflanzenöl verrühren und mit Salz, Pfeffer und 1 Prise Zucker abschmecken. Brennnesselblätter, Tomaten und Zwiebel mit dem Dressing vermengen, auf einem Teller anrichten und mit 1 TL frischen oder getrockneten Brennnesselsamen bestreut servieren.

WAS SIE ZUSÄTZLICH TUN KÖNNEN

- Meiden Sie schädliche Einflüsse wie Rauchen, Alkohol, übermäßige UV-Strahlung sowie elektromagnetische Felder.
- Trinken Sie viel hochwertiges Wasser – so schwemmen Sie wasserlösliche Toxine aus dem Körper. Ausgenommen von der Trinkempfehlung sind Menschen mit eingeschränkter Herz- oder Nierenfunktion.
- Verwenden Sie bei längerem Aufenthalt in der Sonne und in großen Höhen unbedingt Sonnenschutzmittel.

GLOSSAR

ACTH
ACTH steht für Adrenocorticotropin (auch adrenocorticotropes Hormon, Cortikotropin), ein Hypophysenhormon, das die Bildung von Nebennierenhormonen (v. a. Cortisol) regelt.

Adaption
Jedes gesunde biologische System kann sich an innere oder äußere Anforderungen anpassen. Ein Beispiel für solch eine Adaption ist die Absenkung der Ruheherzfrequenz nach regelmäßigem Ausdauertraining.

Adaptogene
Biologisch aktive Pflanzenstoffe, die uns helfen, uns an körperliche und emotionale Stresssituationen anzupassen.

Adenosintriphosphat
Alle lebenden Organismen brauchen Energie. Diese wird gespeichert und kann bei Bedarf abgerufen werden. Einer der wichtigsten Energiespeicher ist das von den Mitochondrien produzierte Adenosintriphosphat (ATP).

Adrenalin
Adrenalin, auch Epinephrin genannt, gehört wie Noradrenalin und Dopamin zur Gruppe der Katecholamine. Es soll in Gefahrensituationen zu Höchstleistungen anspornen. In der Medizin wird es als Notfallmedikament z. B. bei Herzstillstand verwendet.

Aphrodisiaka
Wirkstoffe zur Steigerung des sexuellen Verlangens bei Männern und Frauen.

Ayurveda
Eines der ältesten Gesundheitssysteme der Welt. Der Begriff kann mit »Wissen vom Leben« übersetzt werden.

CRH
Corticotropin-Releasing-Hormon. Es wird im Hypothalamus gebildet und bewirkt die Ausschüttung von ACTH.

Endokrines System
Strukturen des Körpers, die Hormone produzieren. Diese dienen als Botenstoffe und gelangen über das Blut zu den Zielzellen. Zu den endokrinen Organen zählen unter anderen Hypophyse, Schilddrüse, Nebenschilddrüse und Nebennieren.

Homöostase
Der Begriff bezeichnet das durch Regelsysteme erzielte Gleichgewicht von Körperfunktionen. Beispiele sind die Regelung der Körpertemperatur, des Kreislaufs, des pH-Werts und des Wasser- und Elektrolythaushalts.

Hypophyse (Hirnanhangdrüse)
Wörtlich »das unten anhängende Gewächs«. Die Hypophyse befindet sich im Schädel auf Höhe der Nase und ist nur so groß wie eine Kirsche. Sie ist eine wichtige Hormondrüse und mit dem Hypothalamus verbunden. Im Hypophysenvorderlappen wird unter anderem ACTH gebildet, im Hinterlappen Oxytocin (**siehe Seite 118**). Erkrankungen der Hypophyse stören die Hormonbildung.

Hypothalamus

Regulator des endokrinen Systems und Steuerungselement des vegetativen Nervensystems. Er koordiniert den Blutdruck, den Schlaf-Wach-Rhythmus, die Körpertemperatur sowie den Wasser- und Salzhaushalt und steht in Verbindung mit dem Zwischenhirn, dem Rückenmark und dem Hirnstamm.

Limbisches System

Eine Funktionseinheit des Gehirns zur Verarbeitung von Emotionen. Zudem von elementarer Bedeutung für die Gedächtnisbildung und die Orientierung im Raum.

Lymphozyten

Eine Untergruppe der weißen Blutkörperchen (Leukozyten) mit zentraler Funktion in der Immunabwehr. Einteilung in B- und T-Lymphozyten.

Nebennieren

Zwei kleine hutförmige Hormondrüsen, die am oberen Ende der Nieren aufliegen. Sie bestehen aus Nebennierenrinde und -mark. Die Rinde produziert Steroidhormone (darunter Cortisol, DHEA, Aldosteron), das Mark produziert Adrenalin.

Noradrenalin

Mit Adrenalin verwandter Botenstoff, der als Hormon und Neurotransmitter wirkt und in den Nebennieren produziert wird. Er erhöht die Herzfrequenz, den Blutfluss und den Glukosegehalt im Blut. In der Notfalltherapie wird Noradrenalin zur Anhebung des Blutdrucks eingesetzt.

Parasympathikus

Teil des vegetativen Nervensystems. Er dient der Regeneration sowie dem Aufbau von Kraftreserven, kurbelt die Verdauung an und ist in Zeiten der Ruhe aktiv.

Phytohormone

Hormonähnliche Stoffe, die in vielen Pflanzen enthalten sind. Sie sind ein milder Ersatz für fehlende körpereigene Hormone und sind mit weniger Risiken und Nebenwirkungen verbunden als synthetische Hormone.

Resilienz

Die Fähigkeit, schwierige Lebenssituationen zu überstehen. Der Begriff wird häufig in der Psychologie benutzt.

Sympathikus

Teil des vegetativen Nervensystems. Der Sympathikus wird in Stresssituationen aktiv. Wenn alle Energie bereit sein muss, schlägt das Herz schneller, die Atemwege weiten sich und die Verdauung wird auf ein Minimum reduziert. Sein Gegenspieler ist der Ruhenerv – der Parasympathikus.

TCM – Traditionelle Chinesische Medizin

Eine traditionelle Heilkunst aus Fernost. Die Pflanzenheilkunde ist nur ein Aspekt dieser Medizin. Bewegung, Ernährung, Akupunktur und Massagen sind weitere Säulen der TCM.

Tonikum

Ein Stärkungs- oder Kräftigungsmittel. Tonika können aus Blüten, Wurzeln und Blättern gewonnen werden.

BÜCHER, DIE WEITERHELFEN

Traversier, Rita
Westliche Heilpflanzen und ihre Wirkungen in der TCM
Haug Verlag, Stuttgart

Ross, Jeremy
Klinische Materia Medica – 120 westliche Arzneipflanzen in der Chinesischen Medizin
Systemische Medizin, Bad Kötzting

Fintelmann, Volker u. a.
Lehrbuch Phytotherapie
Haug Verlag, Stuttgart

Gröber, Uwe
Mikronährstoffe: Metabolic Tuning – Prävention – Therapie
Wissenschaftliche Verlagsgesellschaft, Stuttgart

GRÄFE UND UNZER VERLAG

Heepen, Günther H.
Hormone natürlich regulieren

Emmrich, Peter
Heilpflanzensäfte

ADRESSEN, DIE WEITERHELFEN

https://censa.de
CENSA – Centrum für Speichelanalyse, Versand von Speicheltests mit ausführlichen Infos und Beratung.

www.medivere.de
medivere GmbH – Speicheldiagnostik, Onlineversand für Speichel- und andere Gesundheitstests.

www.koelnerliste.com
Liste mit Nahrungsergänzungen, die auf Dopingsubstanzen getestet wurden.

www.dancingshiva.at
Dancing Shiva Superfoods, Onlineshop für pflanzliche Heilmittel in Österreich.

www.zimmerli-adaptogene.ch
Versand von Adaptogenen mit telefonischer und Online-Beratung.

Dank und Hinweis

Ich möchte meinen Kindern Niels und Madita danken, die mir während des Schreibens den Rücken freigehalten haben. Wie in alle meine Bücher habe ich auch in dieses viel Herzblut und Sorgfalt investiert. Sollte sich trotzdem ein Fehler eingeschlichen haben, lasst es mich wissen. Das Buch entstand weitgehend in der Zeit der Corona-Krise und ich habe gerade in dieser besonderen Situation selbst die Vorzüge des einen oder anderen Adaptogens erfahren. Von den zahlreichen Produktempfehlungen in diesem Buch habe ich in keinem Fall einen wirtschaftlichen Nutzen. Das Lektorat war bei Ulrike Geist in besten Händen. Mit stilistischem Gefühl und Sorgfalt bearbeitete sie das Manuskript. Ihre kritischen Rückfragen und Anmerkungen waren für mich eine große Hilfe.

SACHREGISTER

IMPRESSUM

Projektleitung:
Barbara Fellenberg
Lektorat: Ulrike Geist
Bildredaktion:
Nele Schneidewind
Umschlaggestaltung und Layout: independent Medien-Design, Horst Moser, München
Herstellung: Petra Roth
Satz: griesbeckdesign, Dorothee Griesbeck, München
Reproduktion: Medienprinzen GmbH, München
Druck und Bindung: Firmengruppe APPL, aprinta druck, Wemding

Printed in Germany

ISBN 978-3-8338-7550-2

1. Auflage 2021

Die GU-Homepage finden Sie unter www.gu.de

GRÄFE UND UNZER

Ein Unternehmen der
GANSKE VERLAGSGRUPPE

Bildnachweis

Cover: Jochen Arndt
Weitere Fotos: Getty Images: S. 78, 81, 103, 109, U4 li., U3; GU-Archiv/Oliver Brachat: S. 92; Istock: S. 6, 8, 14, 17, 18, 25, 26, 34, 37, 38, 40, 42, 44–46, 48, 50–52, 54–56, 58, 59, 61, 63, 65, 66, 74, 84, 88, 90, 94, 97, 99, 100, 107, 110, 113, 115, 116, 118, 121, U4 re., Innenkl. vo. li. o./re. u., Innenkl. hi. li. o.+ Mi./re. o. + u.; Nadia Gasmi: S. 13; Privat: S. 4; Adobe Stock: S. 71, 72, Innenkl. vo. li. u., Innenkl. hi. li. u./re. Mi.; Shutterstock: Innenkl. vo. re. o.
Syndication:
www.seasons.agency

Wichtiger Hinweis

Die Gedanken, Methoden und Anregungen in diesem Buch stellen die Meinung bzw. Erfahrung der Verfasserin dar. Sie wurden von der Autorin nach bestem Wissen erstellt und mit größtmöglicher Sorgfalt geprüft. Sie bieten jedoch keinen Ersatz für persönlichen kompetenten medizinischen Rat. Jede Leserin, jeder Leser ist für das eigene Tun und Lassen weiterhin selbst verantwortlich. Weder Autorin noch Verlag können für eventuelle Nachteile oder Schäden, die aus den im Buch gegebenen praktischen Hinweisen resultieren, eine Haftung übernehmen.

Umwelthinweis

Dieses Buch wurde auf PEFC-zertifiziertem Papier aus nachhaltiger Waldwirtschaft gedruckt.

QUALITÄTS G|U GARANTIE

LIEBE LESERINNEN UND LESER,

wir wollen Ihnen mit diesem Buch Informationen und Anregungen geben, um Ihnen das Leben zu erleichtern oder Sie zu inspirieren, Neues auszuprobieren. Wir achten bei der Erstellung unserer Bücher auf Aktualität und stellen höchste Ansprüche an Inhalt und Gestaltung. Alle Anleitungen und Rezepte werden von unseren Autoren, jeweils Experten auf ihren Gebieten, gewissenhaft erstellt und von unseren Redakteuren/innen mit größter Sorgfalt ausgewählt und geprüft.

Haben wir Ihre Erwartungen erfüllt? Sind Sie mit diesem Buch und seinen Inhalten zufrieden? Wir freuen uns auf Ihre Rückmeldung. Und wir freuen uns, wenn Sie diesen Titel weiterempfehlen, in Ihrem Freundeskreis oder bei Ihrem online-Kauf.

Sollten wir Ihre Erwartungen so gar nicht erfüllt haben, tauschen wir Ihnen Ihr Buch jederzeit gegen ein gleichwertiges zum gleichen oder ähnlichen Thema um.

KONTAKT ZUM LESERSERVICE

GRÄFE UND UNZER VERLAG
Grillparzerstraße 12
81675 München
www.gu.de

www.facebook.com/gu.verlag

MEHR ENERGIE, MEHR WOHLBEFINDEN!

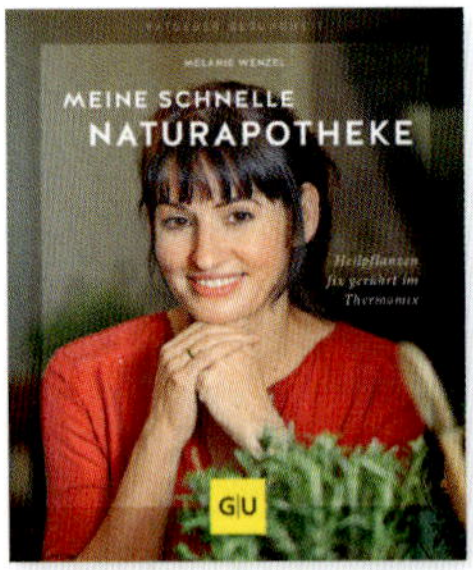

ISBN 978-3-8338-6595-4

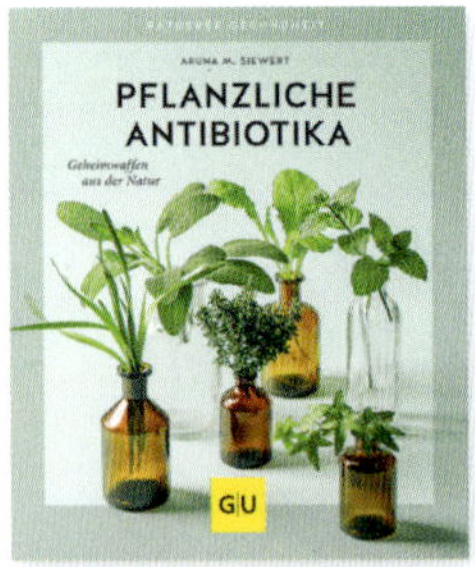

ISBN 978-3-8338-7593-9

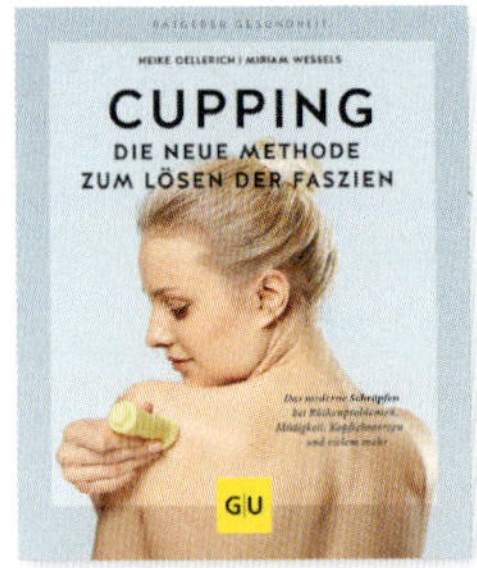

ISBN 978-3-8338-6611-1

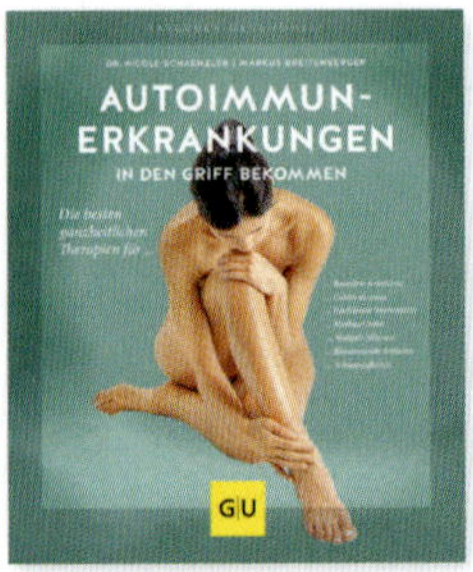

ISBN 978-3-8338-6681-4

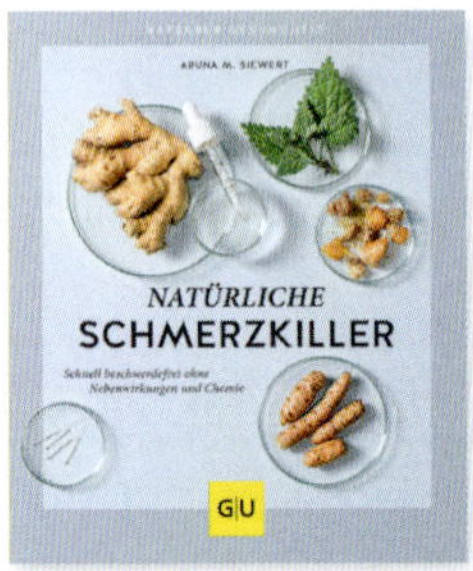

ISBN 978-3-8338-7312-6

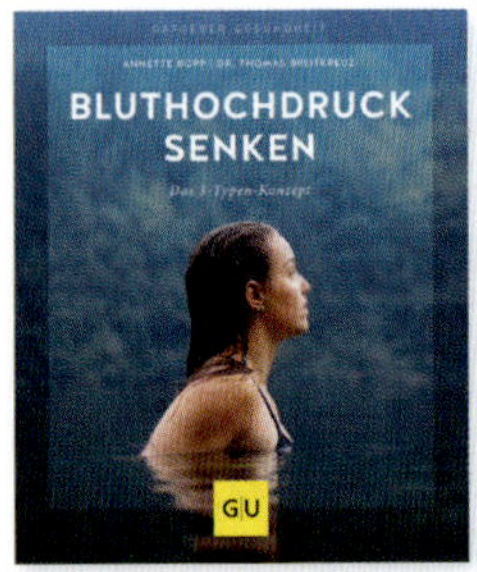

ISBN 978-3-8338-6656-2

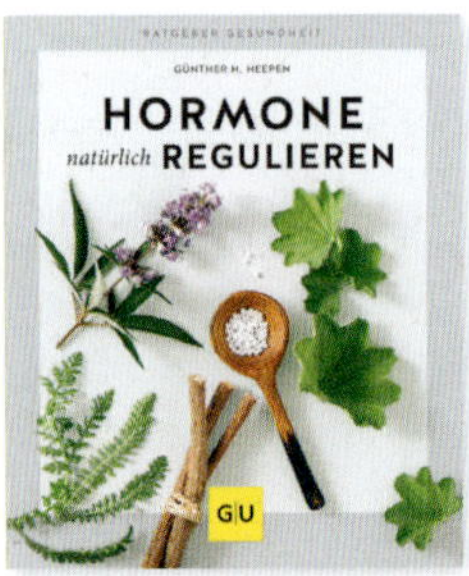

ISBN 978-3-8338-6914-3

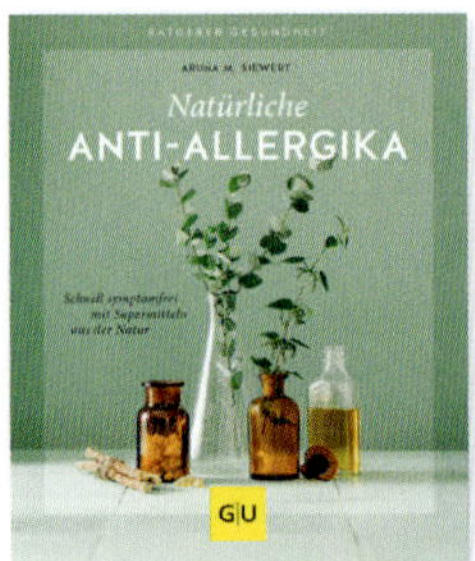

ISBN 978-3-8338-7118-4

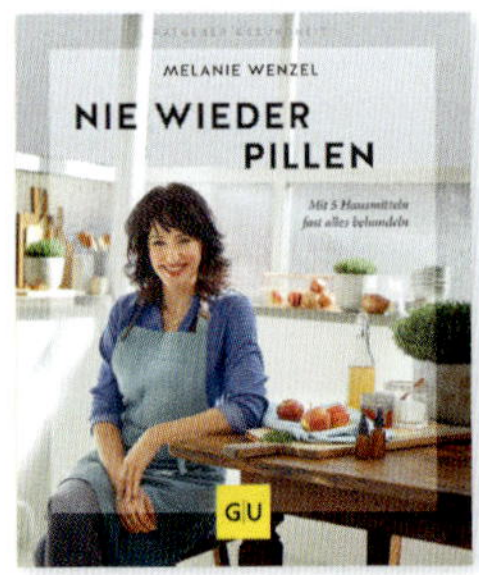

ISBN 978-3-8338-6916-7

Alle hier vorgestellten Bücher sind auch als eBook erhältlich.

G|U

Mehr von GU auf **www.gu.de** und **facebook.com/gu.verlag**